CONFÉRENCE

SUR

LA VACCINE

Faite à l'Hôtel-de-Ville de Reims,

LE 17 MARS 1865,

Par M. le Docteur MALDAN,

Directeur de l'École de Médecine,
Membre de l'Académie de Reims, etc.

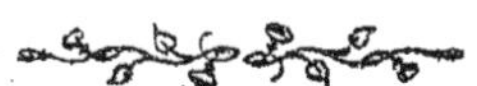

REIMS,

IMPRIMERIE DE A. LAGARDE.

—

1865.

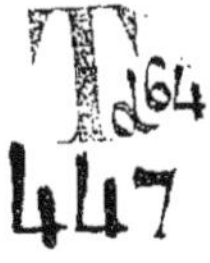

CONFÉRENCE
SUR LA VACCINE.

CONFÉRENCE

SUR

LA VACCINE

Faite à l'Hôtel-de-Ville de Reims.

LE 17 MARS 1865,

Par M. le Docteur MALDAN,

Directeur de l'Ecole de Médecine,

Membre de l'Académie de Reims, etc.

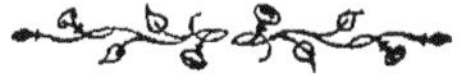

REIMS,

IMPRIMERIE DE A. LAGARDE,

—

1865.

CONFÉRENCE

SUR

LA VACCINE

Faite à l'Hôtel-de-Ville de Reims.

LE 17 MARS 1865,

Par M. le Docteur MALDAN,

Directeur de l'Ecole de Médecine.

———❦———

Mesdames, Messieurs,

Depuis quelques années, depuis quelques mois surtout, il s'est fait une sérieuse agitation autour de la vaccine, soit dans le monde médical, soit dans le monde civil.

A la foi ardente des premiers temps, à la conviction enthousiaste, à la confiance illimitée des premiers jours qui suivirent la bienfaisante découverte, ont succédé la tiédeur, le doute, parfois l'indifférence, souvent même jusqu'à l'hostilité.

Longtemps les corps savans, les Académies, soit par immobilité de doctrines, soit par une fausse prudence, et dans la crainte mal fondée de discréditer, en la discutant, la merveilleuse invention, ont nié d'abord, puis ont atténué et interprété les faits nouveaux, en apparence contraires, qui se produisaient dans la science.

Le prestige de la vaccine en a souffert. La sécurité qu'elle inspirait aux famille s'est amoindrie. Les vaccinations se sont ralenties.

Il fallait au contraire, ici comme toujours, faire face directe à l'attaque ; il fallait accepter la discussion même sur le terrain ennemi. Il fallait soumettre au bon sens public la vérité, toute la vérité, rien que la vérité.

C'est ce que nous essaierons de faire dans cette conférence.

Je la diviserai en deux parties. La première sera sera historique. De la variole. De la première méthode *modificatrice* qui ait été imaginée contre elle, c'est-à-dire de l'inoculation.—L'inoculation en Angleterre, en France, à Reims.

De la deuxième méthode bien supérieure qui a été imaginée ensuite, ou méthode *préventive*, c'est-à-dire de la vaccine,—sa découverte,—la vaccine en France, —la vaccine à Reims.

J'insisterai trop longuement peut-être sur ces récits. Vous en verrez la raison.

C'est qu'il y a là une glorification véritable pour notre ville de Reims.

C'est qu'à côté des faits généraux bien connus de tous, il y a ici des faits locaux, des faits rémois, inconnus ou du moins oubliés à Reims et que je veux tenter de remettre en honneur.

La deuxième partie sera pratique, j'y exposerai les objections qui ont été soulevées ou que l'on soulève encore contre la vaccine, sur son insuffisance, sur ses dangers, puis les réponses à ces objections.

De là je conclurai, ou plutôt vous conclurez vousmême à l'état actuel de la question vaccinale.

Petite vérole ou variole.

Il est une maladie plus terrible que la peste ellemême, qui tantôt sporadique ou par cas isolés, tantôt avec les fureurs redoublées de l'épidémie, sans respecter ni l'âge ni le sexe, s'attaque surtout et comme de préférence à la jeunesse, à la force, à la beauté ; maladie qui tue, ou, ce qui est pis encore, qui défigure, mutile, estropie misérablement les quelques victimes qu'elle laisse échapper ; maladie éminemment contagi-use, car elle se communique de près comme de loin, par le contact ou par les effluves, car elle survit même à la mort, dont elle enlaidit encore les traits ; et le virus variolique n'est pas de ceux dont on peut dire : *Morte la bête, morte le venin !*—Morgagni n'osait ouvrir de semblables cadavres ; et Vicq d'Azir admet que des corps de varioleux tirés, même après dix ans, de leur tombe, ont pu semer encore la contagion.

Cette hideuse maladie, vous l'avez déjà tous nommée, c'est la variole ou petite vérole.

La variole est une maladie nouvelle, j'allais presque dire une *jeune* maladie, puisqu'elle n'a guère plus de 1,200 ans.

Les Chinois, il est vrai, prétendent la posséder depuis plus de 3,000 ans ; mais entre tant d'autres prétentions qu'ils ont à l'antiquité, je n'entends ni leur concéder, ni leur contester celle-ci.

Toujours est-il qu'elle fut inconnue à l'antiquité européenne.—Ni le bref et aphoristique Hippocrate, ni le prolixe Gallien n'ont aucune description à laquelle on puisse bien l'ajuster.

Une tradition qui paraît sûre, la fait sortir, vers la fin du VIe siècle, de l'Arabie.

Quelque âme pieuse, par un rapprochement peu charitable peut-être, a même voulu rapporter sa naissance à l'année propre de la naissance du faux prophète, de l'antechrist Mahomet : deux monstres vomis en même temps, vous le voyez, en 572, par les enfers.

Disons seulement que dès l'an 570, des écrivains de notre pays, et notamment Marius, évêque d'Avenches, près Lausannes, emploient le nom nouveau de *variole* pour désigner une épidémie de nature alors nouvelle.

Mais une concordance qui me frappe plus que celle de l'année, c'est le rapport entre le pays où la variole aurait pris naissance et l'opinion de Jenner sur son origine.

La domestication d'un certain nombre d'animaux, selon Jenner, en les rapprochant de l'homme, a fait que par suite du voisinage et de la cohabitation prolongée, des maladies, qui sans cela n'eussent point été communicables, se sont insensiblement échangées, ont été peu à peu données ou reçues. La variole, selon lui, est une maladie primitive du cheval. Or, nulle part le cheval n'est entré aussi avant dans la société de l'homme qu'en Arabie ; il y est devenu un membre de la famille. Que de facilités pour la transmission !

Quoi qu'il en soit, il est certain que partout la variole s'est répandue, à cette époque, à la suite des armées victorieuses des Arabes, en Asie, en Egypte en 640, dans le reste de l'Afrique, enfin en Europe même. Le premier historien qui l'ait décrite, vers 900, est également un historien arabe, Rhazès. De là on peut suivre, pour ainsi dire pas à pas, son envahissement chronologique.

Elle a marché lentement ; aujourd'hui même, il est encore des pays où elle n'est pas arrivée (1). Le froid la retarde. Elle n'est parvenue à quelques pays de l'extrême septentrion qu'au siècle dernier, 1733, Groënland ; 1767, Kamstchatka.

Les Espagnols l'ont portée en Amérique, après sa découverte ; les Anglais, d'île en île, en Océanie, à mesure que leurs vaisseaux y abordèrent.

Ce qu'il faut remarquer, c'est que chaque fois qu'elle s'abat sur un pays nouveau, elle y signale son arrivée par un carnage épouvantable.

Ainsi elle a exterminé et fait disparaître jusqu'au dernier la race indigène de l'île espagnole de Saint-Domingue. Au Mexique, ou un nègre de Narvaez

---

(1) C'est l'histoire de la fièvre jaune qui, partie des embouchures du Mississipi, n'est encore arrivée, et faiblement encore, qu'au Chili, et n'a encore effleuré qu'à peine l'Europe, et comme en passant.

l'aurait, dit-on, apportée, elle a fait tout d'abord
deux millions et demi de morts, ère fatale dont les
Indiens auraient conservé, à ce qu'il paraît, le vague
souvenir.

Ailleurs, elle a rasé des peuplades entières. Sur
20,000 Kamtschadales, elle en laisse 5,000 ; sur 2,000
personnes d'une colonie groënlandaise, il n'en
échappe que 6.

Pourtant, à la fin du XVIII⁰ siècle, en Europe, elle
paraissait éprouver une espèce d'affaiblissement ; elle
allait en se divisant. Déjà deux maladies nouvelles,
deux petits ruisseaux, pour ainsi dire, s'étaient dé-
tachés du grand fleuve : la *varicelle*, qu'il faut bien
y rattacher, quoique non contagieuse, au moins en
temps ordinaire ; et une *variole tronquée*, quoique
pourtant contagieuse encore, dont on a voulu, dans
ces dernières années, faire une maladie nouvelle et
consécutive à la *vaccine*, sous le nom de *varioloïde*,
maladie antérieure pourtant à la vaccine, comme le
prouve la description suivante, que nous trouvons
dans les *Mémoires de madame Roland*, qui en avait
été atteinte en 1772.

« Je tombai malade de la petite vérole à dix-huit
ans. Je n'eus d'elle que des boutons extrêmement
gros et rares, qui s'applatirent insensiblement sans
suppuration, et ne laissèrent qu'une peau sèche qui
tomba facilement.—C'est, me dit le docteur Missa,
la petite vérole que les Italiens appellent *ravaglioni*,
boutons de suppuration ; elle ne laisse pas de traces.
—Et véritablement, le poli de la peau ne fut pas
même atteint chez moi par cette maladie. »

Mais l'effet de cette diminution de la variole n'é-
tait encore que bien insensible. Il faut beaucoup de
temps pour user une maladie. La mortalité par
variole entrait encore pour un quatorzième dans la
mortalité générale, et de sept variolés, il en mourait
un, et il en restait un mutilé, c'est-à-dire frappé de
cécité, de surdité, ou d'autres affections incurables.
Sur cent aveugles, à cette époque, le tiers provenait
de la variole.

Maladie de l'enfance qu'elle peut atteindre jusque

dans la vie intra-utérine, elle frappe même la vieillesse.—Lacépède en meurt en 1825, près d'Épernay, à 70 ans.

Elle n'atteint ordinairement qu'une fois le même individu, et cependant ses récidives ne sont pas rares. Louis XV y a succombé, en 1774, après l'avoir eue une première fois en 1728.

Et à côté de cela, des individus, des familles même lui sont absolument réfractaires, soit par constitution, soit pour l'avoir éprouvée peut-être, à leur insu, dans la forme rare et singulière de fièvre varioleuse, variole *sans boutons, variolæ sine variolis.*

Ce qu'il y a peut-être de plus effrayant en elle, c'est la soudaineté et la surprise de son invasion. Souvent, sous l'apparence de la santé la plus brillante, le mal est en nous.

Il couve en nos flancs sans que nous le sentions, pour éclater tout d'un coup et à la manière des torpédos américaines.

En voici un exemple cité par Franck :

« L'épouse du comte Maximilien de Litta, femme d'une très grande beauté, me raconta, en 1801, qu'elle n'avait pas encore eu la variole. Lorsque je l'eus entendue, je la suppliai de se soumettre aussitôt à la vaccination. —Je le ferai, me répondit-elle, lorsque j'aurai achevé le voyage que je dois faire ces jours-ci.—Je l'avertis que, dans ce moment, la variole faisait des ravages, que chaque minute était précieuse, et je lui envoyai le docteur de Carro pour la vacciner malgré son refus. Mais ce fut en vain. Cette femme obstinée partit pour Newstadt, auprès de Vienne. Elle y visita une amie, dont par plaisanterie elle mit le manteau.—Ne faites pas cela, lui cria son amie, car je suis allée avec ce manteau dans une maison où il y avait des personnes prises de variole. La comtesse, effrayée par ces paroles, tomba aussitôt en lipothymie (syncope), suivie des symptômes du stade d'invasion de la variole. Dès le second jour, les varioles sortirent confluentes, et avant que je fusse arrivé auprès de la malade, la malheureuse victime avait rendu le dernier soupir. »

Contre ce fléau, la médecine, jusqu'au siècle dernier, n'avait su inventer que des moyens curatifs que je n'ai point à vous exposer ici. Les seuls qui méritent votre attention sont peut-être les moyens défensifs ou protecteurs de la figure que cette maladie semble attaquer de préférence, car s'il y a 10,000 pustules sur le corps, dit Camper, il y en a dans ce nombre 2,000 pour la face. Pour sauver cette partie, on employait donc, plus ou moins heureusement, ainsi qu'on le fait encore aujourd'hui, des topiques dont on recouvrait la figure comme d'un masque, tels que des feuilles d'or, des emplâtres mercuriaux, ou bien des cautérisations de nitrate d'argent sur la masse des boutons naissans, ou sur chacun d'eux en particulier, pour les faire avorter et les entraver dans leur développement.

Au lieu de ces moyens partiels, il eut mieux valu avoir un moyen général contre l'ensemble de la maladie.

Il en était un que la tendresse des mères avait pressenti. C'était d'aller audacieusement au-devant de la variole, au lieu de l'attendre; c'était de la prendre et de la contracter à son choix, à son temps, à son lieu, dans des conditions faites pour l'atténuer.

Aussi leur arrivait-il quelquefois de mener leur enfant dans la chambre, ou de lui faire porter la chemise d'un varioleux, à forme légère et d'apparence bénigne.—Mais ne prend pas une maladie qui veut ! il faut une prédisposition maladive; et la tentative, déjà chanceuse par elle-même, n'arrivait même pas toujours à son exécution.

Ce que la sollicitude maternelle cherchait à opérer en tâtonnant, la cupidité l'avait réduit ailleurs en pratique méthodique.

Les Circassiens, pour préserver la beauté de leurs filles, destinées à être vendues au sérail ou aux harems, s'étaient approprié un procédé dont on retrouve, de temps immémorial, les vestiges en Asie, en Afrique, en Asie, en Europe même. Il consistait à leur inoculer de bonne heure, et dès le bas-âge, par l'insertion sous la peau d'un peu de pus variolique, une variole artificielle plus douce ordinairement que ne l'eût été la variole naturelle. De là, l'inoculation s'était peu à peu répandue parmi le peuple, en Grèce et à Constantinople. Il est curieux que la préservation nous soit venue de cette ville, c'est-à-dire du pays de la prédestination et du fatalisme, où le Turc s'est résigné si longtemps et avec une stupide insouciance à subir la peste elle-même envoyée d'Allah. Il est vrai que l'insertion variolique avait cours surtout dans les familles grecques, arméniennes, et plus tard dans les familles franques.

En 1713, lors d'une forte épidémie de petite vérole à Constantinople, la pratique de l'inoculation était aux mains de deux femmes, l'une dite la vieille Thessalienne, l'autre de Salonique.

Un médecin, Timoni, obtint d'elles d'assister à leurs opérations. La première, celle de Thessalie, qui donnait son procédé comme une tradition de famille, recueillait avec une aiguille triangulaire, sur les jambes et jarrets d'un enfant sain et vigoureux, le pus qu'elle insérait ensuite aux parties correspondantes d'un autre enfant longuement préparé à l'avance par un régime sévère.—La seconde y mêlait plus de superstition. L'inoculation avait été révélée par la Sainte-Vierge elle même ; de là, force prières, force cierges allumés aux églises. Ses piqûres se faisaient en forme de croix grecque au menton, au front, aux deux oreilles. Mais ce qui lui appartenait en propre dans son procédé, c'est qu'elle transmettait indifféremment le pus de la petite vérole artificielle comme celui de la petite vérole naturelle.

Dès 1715, le médecin Timoni et le consul de Smyrne, Pilarini, rendirent compte de ces faits à l'Europe savante.—Au même moment, en 1716, un jeune bachelier, Antoine Leduc, né et inoculé lui-même à Constantinople, en fit le sujet d'une thèse qu'il soutint à Leyde. Mais la question resta dans les écoles à l'état de théorie et de discussion savante.

C'était encore une femme qui devait la vulgariser. En 1717, se trouvait à Constantinople avec son mari, l'ambassadeur d'Angleterre, milady Worthley-

Montague, femme aussi remarquable par la supériorité de son esprit que par la virilité de son caractère. Elle fut la première Européenne admise à visiter l'intérieur du sérail. Elle y admira la beauté des Circassiennes, et obtint d'elles la confirmation des procédés par lesquels on la leur conservait. Elle fait alors inoculer son fils âgé de six ans, et, de retour en Angleterre en 1721, fait répéter la même opération sur sa fille, de dix-sept mois, sous les yeux des médecins de la cour.—On juge prudent de faire de nouveaux essais. Six criminels de l'un et l'autre sexe, condamnés à mort, sont alors inoculés par ordre. L'expérience réussie, on la répète sur six enfans trouvés de la cité ; elle réussit encore. La famille royale d'Angleterre se livre à l'inoculation.

Mais celle-ci est entravée par un prédicateur fanatique, Massey ; selon lui, c'est une opération diabolique. N'est-ce pas cette maladie que Satan lui-même, de ses propres griffes, a insérée autrefois au corps du saint homme Job. Il faut, après dix ans, un sermon de milord Isaac, évêque de Worcester, en faveur de l'inoculation, dans cette même chaire du haut de laquelle Massey avait tonné contre elle ; il faut surtout, en 1767, la pratique suttonienne, ou des trois frères Sutton, c'est-à-dire la méthode des piqûres, substituée à celles moins parfaites du vésicatoire, de l'incision, de l'application des croûtes, dont on s'était servi jusque-là, pour la remettre en crédit.

Alors elle entre dans les mœurs anglaises, et s'y fixe si bien, avec la ténacité particulière à ce peuple, qu'elle s'y maintient même côte à côte de la vaccine, jusqu'en 1841, époque à laquelle un arrêt du parlement d'Angleterre a dû en interdire définitivement la pratique.

De l'Inoculation en France.

Dès 1717, Montpellier avait eu une thèse favorable à l'inoculation, sous la présidence de Boyer. Par contre et tout naturellement Paris, en 1723, a sa

thèse hostile. Sa pratique est criminelle et meurtrière ; les inoculateurs sont des charlatans et des
bourreaux ; les inoculés des dupes et des imbécilles.
Inoculer est un crime, *nefas inoculare !*

Le vieil Hecquet, le grand discuteur, y voit une
opération magique. Voltaire qui avait failli mourir
de la petite vérole à 29 ans, élève, en 1727, la voix
contre le préjugé dans sa neuvième lettre sur les
Anglais.

« On dit doucement dans l'Europe chrétienne que
» les Anglais sont des *fous* et des *enragés* : des *fous*,
» parce qu'ils donnent la petite vérole à leurs en-
» fans pour les empêcher de l'avoir; des *enragés*,
» parce qu'ils communiquent de gaîté de cœur à ces
» enfans une maladie certaine et affreuse, dans la
» vue de prévenir un mal incertain. Les Anglais, de
» leur côté, disent que les Européens sont des *lâches*
» et des *dénaturés*. Ils sont *lâches* en ce qu'ils crai-
» gnent de faire un peu de mal utile à leurs enfans ;
» *dénaturés*, en ce qu'ils les exposent à mourir un
» jour de la petite vérole.

» Tout prouve que les Anglais sont plus philoso-
» phes et plus hardis que nous. Il faut bien du temps
» pour qu'une certaine raison et un certain courage
» d'esprit franchissent le Pas-de-Calais.

» Si quelque ambassadrice française avait rapporté
» ce secret de Constantinople à Paris, elle aurait
» rendu un service éternel à la nation. Le duc de
» Villequier, l'homme de France le mieux constitué
» et le plus robuste, le prince de Soubise, Monsieur,
» grand père de Louis XV, 20,000 personnes mortes
» à Paris de la petite vérole en 1723, vivraient en-
» core.

» Quoi donc, est-ce que les Français n'aiment pas
» la vie? Est-ce que leurs femmes ne se soucient pas
» de leur beauté? En vérité nous sommes d'étranges
» gens! Peut-être dans dix ans prendra-t-on cette
» méthode anglaise, si les curés et les médecins le
» permettent, ou bien les Français, dans trois mois,
» se serviront de l'inoculation *par fantaisie* si les
» Anglais s'en dégoutent par *inconstance*. »

Cette fois, la voix de Voltaire lui-même ne fut pas entendue.

En 1754, La Condamine réveille la question en la portant dans un mémoire à l'Académie des sciences. Il est soutenu par Montucla, qui publie un curieux recueil de pièces originales.

Un jeune noble, le chevalier de Chastellux, âgé de 22 ans, est le premier en France qui ait exposé sa vie à l'inoculation. Le 14 mai 1755, il la reçoit des mains de Tenon, à l'insu de sa mère, et, plein de joie, il s'écrie : « Je suis sauvé, et mon exemple en sauvera bien d'autres ! »

Enfin, le 12 mars 1756, le duc d'Orléans donne l'impulsion et fait inoculer son fils et sa fille par Tronchin, de Genève. L'esprit public commence à s'ébranler ; on porte des rubans à l'inoculation.

Qui le croirait ! les clameurs des anti-inoculateurs redoublent ; ils supposent ou exagèrent des accidens, et en 1763, le parlement de Paris, par un arrêt, suspend l'inoculation jusqu'après la décision des deux Facultés de théologie et de médecine auxquelles il ordonne de donner leur avis.

La première répond que ce qui est utile aux hommes ne peut offenser Dieu.

La faculté de médecine est moins résolue. Une commission de douze membres qu'elle a nommés se partage en deux camps contraires, six contre six, sous l'ex doyen de Lépine aidé du rémois Macquart, qui repousse, et sous Antoine Petit, qui accepte.

Après trois ans de procès, après l'échange de savans mémoires, après trois assemblées générales de la faculté, celle-ci, à 52 voix contre 26, décrète que la pratique de l'inoculation peut être tolérée en France.

En 1774, Louis XVI, sa sœur, Mme Elisabeth, ses frères, la femme de l'un d'eux, se soumettent à l'insertion de la variole. Le sort de cette méthode fut décidé en France.

L'inoculation à Reims.

L'ancienne Ecole de Reims s'est beaucoup occupée de la variole Je ne trouve pas moins de huit thèses sur ce sujet dans ses actes probatoires des XVII et XVIIIe siècles.

Mais l'entrée de l'inoculation à Reims fut laborieuse. Puisque la faculté de médecine de Paris se divisait, celle de Reims pouvait bien se diviser aussi.

La médecine à Reims, au dernier siècle, fut surtout régentée par trois médecins : le savant, le doux, l'élégant Pierre Josnet, que l'on avait surnommé le roi des médecins et qui vécut jusqu'en 1766; le timide Henry Caqué, fils du grand chirurgien de ce nom, et qui mourut en 1706 ; et simultanément à eux le profondément érudit, mais profondément sarcastique aussi, Louis-Jérôme Raussin, qui pratiqua à Reims de 1747 à 1798. Les deux premiers penchaient pour l'inoculation ; le dernier, je ne sais pourquoi, avait contre elle cette religieuse horreur que Guy-Patin, son modèle et son émule, ressentit autrefois contre l'antimoine. Pierre Josnet ayant inséré, quoique d'une manière incidente, dans une thèse, quelques propositions en faveur de l'inoculation, fut assez rudement malmené par son collègue.

Le style est l'homme. Voulez-vous connaître Raussin et son acrimonie ? Vous trouverez l'un et l'autre dans la note autographe suivante, philippique amère, qui ne s'adresse pas directement à l'inoculation, il est vrai, mais au chef des inoculateurs en France, au fauteur de cette méthode, à celui qui l'avait accréditée en la pratiquant en 1756 sur les deux enfans du duc d'Orléans, au célèbre Tronchin, de Genève, en un mot.

« Ledit Tronchin est devenu médecin de M. le
» duc d'Orléans, en 1766, après la mort de Petit.—
» Malgré le choix de Mgr le duc d'Orléans, malgré
» l'éloge qu'en a fait le grand Voltaire, malgré l'incroyable extravagance des imbéciles Parisiens et
» autres qui lui ont porté des monts d'or, quoique

» toutes les modes aient porté son nom, M. Théodore
» Tronchin était l'un des plus médiocres médecins
» de toute l'Europe.—Il faut le juger, non par l'en-
» thousiasme d'un monde ignorant, mais par ses
» œuvres.—Je l'ai jugé par son ouvrage de *Nympha*,
» par celui-ci (*Ouvrage sur la colique du Poitou*), et par
» les morceaux qu'il a fournis à l'Encyclopédie. (Dieu
» sait pourquoi on les y a mis!!!). Je l'ai jugé par
» cinquante consultations aussi ridicules les unes que
» les autres et que mes confrères et moi avons été
» obligés de renvoyer au *cabinet*... C'est ainsi que
» dans la maladie de M. Maillefer-Royal, qui depuis
» longtemps était tout engourdi, marchait tout d'une
» pièce, n'allait que de quinze jours l'un, l'oracle,
» après un très court raisonnement sur l'étiologie et
» la cause de la maladie, conseilla la *marmelade*, et,
» pour remède infaillible, les frictions sur le ventre,
» faites avec un morceau de drap écarlate, appliqué
» en lignes circulaires décrivant d'abord de grands
» orbes et finissant par de petits. *Risum teneatis amici!*
» Le malade, malgré l'infaillibilité du remède et de
» son auteur, malgré les soins de M. Josnet et les
» miens, est allé voir ses aïeux.

» M. de Sommièvre, dans sa dernière maladie, fit
» consulter M. Tronchin. M. le marquis était depuis
» longtemps pris d'épilepsie (*multum indulgebat vino*,
» il était trop ami de la bouteille), il avait les jambes
» enflées, les cuisses de même : le ventre contenait
» de l'eau; il était hydropique. En tout ceci, M. Tron-
» chin ne trouva que maladie de poitrine, et, loin
» de se rendre à l'évidence des signes portés en trois
» *mémoires* signés par *trois* médecins de la Faculté
» de Reims, professeurs, anciens praticiens, il eut la
» hardiesse de répondre finalement : J'ai *posé les*
» *principes*, c'est la *poitrine qui est malade*, et non *le*
» *ventre ; il faut faire ce que j'ai dit.* A quelques jours
» de là, par l'avis des mêmes médecins et de celui de
» M. Antoine Petit, présent, on tira, par l'opération
» dite paracentèse, dix bouteilles d'eau du ventre du
» malade.—J'aurais voulu qu'on en fît une caisse
» et qu'on l'adressât à M. Tronchin pour en faire son

» chocolat!—En dépit des principes du génevois, le
» le malade gît dans une chapelle aux Capucins...
» Fiez-vous donc à ces grandes réputations!—Voilà
» l'homme à qui un des beaux génies de ce siècle
» attribua le savoir d'Hippocrate, l'éloquence de Ci-
» céron et la beauté d'Apollon. »

Il faut en convenir, la contradiction avec un tel
joûteur n'eût été ni sûre, ni commode!

En vain donc, dès 1774, un docteur sorti de l'Ecole
de Reims, Goetz, pratiquait-il l'inoculation sur la
personne royale de Madame Elisabeth de France,
inoculation qu'il fit suivre, dit-il, de 29,000 autres
non moins heureuses.

En vain, en 1781, un médecin, qui fut depuis docteur régent distingué de Paris, Cabany, en prenant
son grade à Reims, y soutint-il une thèse dont la
conclusion est que les varioles *insérées* sont moins
dangereuses que les varioles *spontanées*.

En vain, en 1786, M. Rouillé, intendant de Champagne, donna-t-il, par une lettre qui nous est conservée, l'ordre aux administrateurs des hospices de
faire inoculer par le doctenr Jauberthon tous les
enfans trouvés et les orphelins, qui sont véritablement, dit la lettre, les enfans de l'Etat.

L'inoculation ne fit point un pas à Reims jusqu'au
retour de Noël de l'Amérique.

Fils d'un notaire de cette ville, Noël, après avoir
étudié comme apprenti de Caqué père dans la communauté des maîtres chirurgiens de Reims, partit,
en 1776, en même temps qu'un autre enfant du pays,
Tronsson du Coudray, pour se joindre à cette jeune
et bouillante noblesse qui, sous le commandement de
La Fayette, allait soutenir, à sa naissance, l'indépen-
dance américaine.

Il avait rencontré là, entre autres, le chevalier
de Chastellux, qui, après avoir soumis le premier en
France sa personne à l'inoculation, l'avait ensuite
défendue de sa plume, et devenu alors marquis de
Chastellux, auteur d'un ouvrage remarquable sur la
Félicité publique, etc., etc.

Au bout d'un séjour de huit années avec le titre de

chirurgien-major des armées française et américaine, Noël revint à Reims converti aux idées repu-
blicaines et à celle de l'inoculation.

Il la prêcha chez nous. Malgré un grand exemple,
celui de l'archevêque qui se fait inoculer, les prosé-
lytes sont rares.

Pour les décider, Noël, devenu chirurgien en chef
de l'Hôtel-Dieu de Reims, publie chez Jeunehomme
père et fils, 1786, in-8°, un Traité historique et pratique de l'inoculation.

L'ouvrage est dédié à l'archevêque de Talleyrand-
Périgord. « Ce qui m'y a déterminé, monseigneur,
» c'est la confiance non équivoque que vous avez
» démontré avoir en l'inoculation, lorsque, *malgré*
» *l'opinion publique*, vous eûtes la fermeté de vous
» soumettre à deux insertions. Convaincu de son
» utilité, vous avez voulu donner l'exemple dans ce
» pays-ci, et vous rendre le premier garant de ses
» avantages incontestables. »

C'est pour mes compatriotes, ajoute-t-il, que je
publie cet écrit. « La Champagne est presque la
seule province du royaume où les préjugés contre
l'inoculation se sont conservés. Ils se sont même
accrus des efforts que j'ai faits à Reims pour les dé-
truire. »

» J'avoue que j'ai été du nombre de ceux qui désap-
prouvaient l'inoculation ; mais après l'avoir vu pratiquer et l'avoir pratiquée moi-même depuis une
quinzaine d'années, avec les succès les plus complets,
j'en suis devenu le partisan.

« J'entends dire souvent que la petite vérole n'est
point dangereuse à Reims ; mais elle est à Reims
comme ailleurs, de temps en temps épidémique,
comme le prouvent les registres mortuaires des pa-
roisses de cette ville en 1784. »

Il gourmande ensuite ses concitoyens, il stimule
leur apathie.—Quelques-uns de vous, messieurs, ont
connu la pétulante vivacité du vieillard de 84 ans,
mort seulement en 1832, ils ont pu juger quelle dût
être celle de sa jeunesse !

« A mon retour des Etats-Unis, où j'ai beaucoup

inoculé et toujours heureusement , j'ai vu avec sa-
tisfaction l'inoculation établie dans presque tous les
pays que j'ai été obligé de parcourir. »

Quel a été mon étonnement de trouver dans
celui-ci la même répugnance pour l'inoculation que
celle que l'on avait *il y a cinquante ans*. On ignore
entièrement ce que c'est, et les progrès qu'elle a faits
non-seulement en Europe et en Amérique , mais
même en France.

En Angleterre aujourd'hui le chirurgien est appelé pour inoculer un enfant , comme on l'appelle
pour faire une saignée. Souvent les nourrices , les
gardes-malades et les mères pratiquent elles-mêmes
cette opératien. J'ai vu la même chose à Boston, à
Philadelphie et dans plusieurs autres états de l'Amérique septentrionale... J'ai offert et j'offre de diriger
ceux qui voudront se livrer à cette pratique, j'offre
mes services gratuitement.

Je laisse en paix ceux qui tiennent aux anciennes
pratiques. Quand je me livrerai à des nouveautés in-
certaines, je recevrai avec reconnaissance tout ce
qu'on me dira pour m'éclairer ; mais je ne puis
consentir à rejeter les nouveautés d'une utilité démontrée, pour plaire à ceux qui n'en veulent em-
brasser aucune (*ceci contre Raussin*), quelqu'envie
que j'aie d'être bien avec eux, et quelque bonne opinion que j'aie de leurs lumières et de leur moralité. »

Noël raconte ensuite quelques faits d'inoculation
qui lui sont propres ; il en tire des préceptes utiles et
des règles. Il cite entre autres un fait que la science
a oublié de recueillir et qui est resté inaperçu dans
son livre, celui de l'inoculation variolique pratiquée
pour la première fois sur une très grande échelle,
dans toute l'armée du général Washington, sans que
la matière variolique prise sur des sujets attaqués de tumeurs scrufuleuses, de gale, de syphilis,
de scorbut, ait jamais communiqué aux personnes
inoculées autre chose que la variole ; fait qui, par si-
militude, peut avoir son poids dans l'histoire de la
vaccine elle-même.

« En 1777 et 1778, la petite vérole s'étant introduite dans l'armée du général Washington, nous, médecins et chirurgiens de ladite armée, prîmes le parti, pour en arrêter les progrès, d'inoculer tous ceux qui n'avaient point de marques bien certaines de petite vérole naturelle ou par insertion, ce qui réussit le mieux possible, malgré les différentes maladies dont la plupart des soldats étaient attaqués, et malgré le peu de préparation et de régime qu'on employa.

» J'ai traité plusieurs de ces mêmes soldats de gales et de véroles anciennes, lorsqu'ils furent hors des baraques établies près la rivière d'Hudson pour ces inoculations, et quelques-uns avaient fourni la matière nécessaire pour en inoculer de très sains, sur lesquels nous ne reconnûmes jamais la moindre complication occasionnée par l'insertion de la petite vérole. »

Malgré les efforts de Noël, l'inoculation ne devint jamais populaire à Reims.

L'inoculation était cependant un bienfait; elle fut même un double bienfait.

Ses avantages étaient les suivans :

1° Plus de surprise par la variole dans l'isolement, loin des secours, ou au milieu d'une disposition déjà maladive;

2° Une éruption ordinairement discrète, locale et générale ; encore 30 à 40 boutons seulement, la plupart du temps, sur le corps, au lieu de l'éruption quelquefois horriblement *confluente* de la variole ;

3° Une mortalité restreinte. La variole nous *décimait*, l'inoculation nous *millésime*, disait La Condamine.—Il paraît qu'en réalité, l'inoculation tuait une moyenne de 5 personnes sur 1,000 (1).

Maintenant, voici ses inconvéniens :

1° Son issue était incertaine.—Que de fois un père,

---

(1) En Ecosse, un médecin, sur 1554 inoculations, en avait perdu 74. Par contre, Goelz se vantait d'avoir pratiqué 29,000 inoculations, sans une seule mort !

après lui avoir soumis son enfant plein de santé, est resté inconsolable, par une suite malheureuse, et a conservé le regret éternel d'avoir livré son enfant à la mort, en le soumettant à une maladie qu'il eut peut-être évitée, puisqu'il est de remarque certaine qu'un tiers à peu près des individus ne contractait point, pendant leur vie, la variole naturelle ;

2º Elle propageait la variole, et en créait des foyers multiples, en raison de sa nature contagieuse. —Tel est l'exemple cité par Villan.—Un enfant est inoculé dans une cour habitée par 24 ménages ; 70 personnes prennent la variole ; 8 en meurent et sont le germe d'une contagion nouvelle qui s'étend encore au dehors.—Un bénéfice particulier devint donc un fléau public !

3° Par suite, elle augmentait la mortalité générale. Il y eut plus de morts de variole après l'inoculation qu'avant son invention. C'est ce qu'Heberden constata avec *une peine infinie*, dit-il, lorsque, comparant les tables mortuaires des deux époques, il trouva depuis l'inoculation une augmentation de mortalité variolique dans la proportion de 5 à 4. — Dimsdale, inoculateur de l'impératrice de Russie, et Letsom étaient du même avis. Ce dernier trouvait 17 morts de plus de la petite vérole par 1,000 depuis l'inoculation.

Pour être vraiment utile, il eût fallu que l'inoculation pût se généraliser.

Nous d'admettons pas d'autres reproches, qui lui sont communs avec la vaccine actuelle, comme celui : 1º de communiquer d'autre maladies (voir la réponse de Noël); 2º de ne pas toujours préserver de la variole (exemple du président d'Héricourt, etc.). Ces récidives étaient rares, et, d'ailleurs, la variole elle-même ne préserve pas toujours de la variole.

—Un second bienfait fut d'avoir préparé les voies et les procédés opératoires à l'invention qui l'a suivie. Sans l'inoculation, la vaccine n'eût peut-être pas existé.

Au moment où l'inoculation semblait s'établir, une nouvelle et bien supérieure méthode se préparait en silence.

On avait trouvé avec l'inoculation le secret de *modifier* la variole et d'en *modérer* la violence.

On allait trouver un autre secret plus précieux, celui de *prévenir* la variole et d'en *préserver*.

De la Vaccine.

Voici comment la nouvelle méthode affirmait sa supériorité :

Plus d'éruption générale, mais une éruption simplement locale et pouvant se réduire au bouton unique d'inoculation.

Plus de fièvre, mais tout au plus un malaise insignifiant qui ne détournerait pas même un instant des occupations habituelles.

Plus de mort.—Pas même d'accidens consécutifs. —Bénignité absolue.

Plus de contagion; la vaccine n'étant susceptible de se transmettre que par inoculation, et jamais par infection.

Plus de préparation, mais communication facile, en tout temps, à tout âge, même une heure après la naissance ; en toute circonstance, dans la dentition, la grossesse.

Enfin, efficacité entière ; certitude de préservation.

—Quel en fut l'inventeur, ou plutôt qu'est-ce qu'un inventeur ?

—Autre chose est entrevoir une idée qui traverse passagèrement l'esprit comme l'éclair fait la nue, ou même encore de produire un fait isolé, sans précédens comme sans conséquens ; autre chose est de s'emparer d'une idée, de se l'assujettir, de la réduire en pratique, en formules, en lois; en un mot, de la vulgariser.

En même temps que Jenner, un autre homme a peut-être eu l'idée.—Rabaud Pommier, ministe protestant à Montpellier, frappé de la ressemblance qui existe entre la maladie des vaches et la variole humaine, appelées toutes deux du même nom de *picote* dans le midi, a pu, si l'on en croit Chaptal, émettre en 1781, dans une conversation, l'opinion que la première pourrait peut-être suppléer la seconde; mais ceci n'est resté qu'une simple hypothèse, qu'un propos de salon.

Un homme rustique et grossier a même pratiqué le fait dès 1772, c'est-à-dire 24 ans avant Jenner. Il a inoculé une fois la vaccine. L'histoire de Benjamin Jesty, qui vient d'être racontée par M. Trousseau à sa clinique, avait déjà été rapportée dans une déposition publique de Pearson en 1802.

—Benjamin Jesty, fermier à Jetminster, homme simple et de bon sens, convaincu que le mal des vaches, dit cowpox, avait la vertu de préserver des scrophules et de maintes autres mauvaises humeurs, l'inocula à sa femme et à ses deux fils. Ses voisins l'avaient regardé jusque-là comme un homme honorable et d'intelligence supérieure ; mais, après cette opération, ils ne virent plus en lui qu'une brute sans cœur et un mauvais chrétien qui, en osant cette expérience sur les membres de sa famille, avait risqué de les changer en bêtes à cornes.—Le digne fermier fut sifflé, hué, lapidé même quand il se rendit aux marchés. Il resta intrépide, contre toutes ces clabauderies, dans le calme de sa conscience.

Un mot que Jenner entendit dans son enfance fut pour lui une révélation, comme la chute d'une pomme l'avait été à Newton au sujet de la gravitation. Elève en chirurgie, il était chez son maître Ludlow, lorsqu'une femme de la campagne vint demander une consultation. La conversation s'engage, on parle de la petite vérole. Oh ! pour cette maladie, dit vivement la femme, je ne la crains pas, car j'ai eu la maladie des vaches qui en préserve!

Combien de fois une semblable parole n'était-elle pas déjà venue mourir dans d'autres oreilles ! Jenner la recueille dans son esprit, il la médite, il y pense, il y pensera sans cesse, jusqu'à ce qu'il puisse aussi s'écrier un jour : *eurèka*, j'ai trouvé.

En 1776, nous le retrouvons établi à **Berkeley,** dans le comté de Glocester. Il se livre à la pratique de l'inoculation. Il lui arrive souvent, ainsi que l'avaient déjà remarqué quelques médecins, de rencontrer des gens invinciblement rebelles à l'insertion variolique, qu'aucune piqûre ne peut leur communiquer. Ce sont d'ordinaire des maréchaux ferrans, des garçons ou des filles de ferme. Tous prétendent avoir antérieurement contracté une éruption aux mains, soit en pansant des chevaux d'une maladie aux jambes dite *grease,* soit plus communément en trayant des vaches atteintes aux mamelles d'une forme pustuleuse dite *cowpox*; et cette éruption aux mains met ceux qui l'ont eue à l'abri de la petite vérole.

La tradition populaire des campagnes confirme cette prétention à l'immunité.

Le cowpox tiendrait donc lieu de la variole? Chimère ! lui disent ses confrères; et ils lui font voir des gens qui, après le cowpox, peuvent encore contracter l'insertion variolique. Il faut que Jenner demontre d'abord qu'il y a deux cowpox, un vrai qui préserve, un faux qui ne préserve pas.

Seconde chimère! lui crient encore ses confrères; et on lui montre des gens qui, après avoir présenté tous les caractères du cowpox décrit par lui comme légitime, restent pourtant accessibles à l'insertion variolique. Jenner est un instant troublé, mais il s'appuie sur la loi de l'analogie, sur l'uniformité des règles de la nature, et il arrive à trouver que le vrai cowpox a ses degrés d'action croissante et d'action décroissante, et qu'au bout d'un certain temps, trop mûr, il ne préserve plus.

Enfin, une troisième idée vient compléter l'ensemble du système de Jenner, c'est que l'inoculation du cowpox peut, comme l'inoculation variolique, se transmettre de bras à bras, et sans retourner sans cesse à la source animale du cowpox. Il en fait une première expérience en transportant, le 14 mai 1796, un cowpox survenu aux mains de la fille laitière Sarah Nelmes, au bras d'un enfant de huit ans.—Il voit se reproduire sur ce bras une pustule exactement semblable à celles de la main qui l'a fournie. « Je ne pourrai, dit-il, jamais oublier la sensation de plaisir que ce fait nouveau excita en moi. » En juin suivant, il pratique, non sans trembler, sur cet enfant une première contre-épreuve ; puis, un mois plus tard, une seconde contre-épreuve d'inoculation de matière variolique.—O bonheur, elles restent sans effet !—D'autres tentatives du même genre sont plus tard répétées avec les mêmes résultats.—La vaccine est trouvée !

Ce fut en 1798 que Jenner publia son immortel ouvrage, livre court comme tous les bons livres, résumant en 60 pages vingt-deux ans de recherches et d'expériences. Il y exposait ses idées sur l'échange de maladies entre les animaux domestiques et l'homme. Le grease ou eaux des jambes du cheval se communique aux mains souvent gercées des garçons de ferme qui en opèrent le pansement.—Il est porté ensuite par eux aux pis des vaches qu'ils vont traire, et y forme le cowpox. Ce cowpox est transmissible à l'homme, soit par la même voie de contact, soit par l'inoculation. Quant à ses effets préservateurs de la variole, ils sont résumés dans le livre de Jenner, sous forme d'aphorismes et en corollaires dont je vous ai exposé plus haut les principaux axiomes.

L'effet de cette publication fut immense. Une phrase, emphatique peut-être dans la forme, mais vraie dans le fond, nous peint la sensation produite sur les populations : « La voix de Jenner, annonçant la vaccine, fut comme la voix d'un messie proclamant la vie sur une terre désolée par la mort. »

Chez les savans, il y eut un instant de surprise et d'hésitation ; puis on se met à l'œuvre, on répète les expériences ; Pearson, Woodville, les confirment à Londres ; et à l'exception de l'origine équine qu'ils contestent pour n'avoir pas su reproduire l'inoculation du grease, ils adoptent tout le reste. Les Anglais vont vite. Une institution de vaccine est établie et soutenue par des souscriptions.

On engageait Jenner à prendre un hôtel à Londres; on lui garantissait un revenu annuel de 10,000 livres sterling (250,000 fr.). Il s'y refuse avec désintéressement. « Son avoir, dit-il, et sa profession réunis lui suffisent. Et sa profession même lui manquerait-elle, qu'il aurait encore assez pour ses besoins, tant ils sont modestes. D'ailleurs, la renommée n'est qu'un but exposé aux flèches de la malignité. »

De la vaccine en France.

Un émigré français, le duc de La Rochefoucault-Liancourt, assistait à ces expériences et était témoin de ces premiers succès. De retour en France, il veut en faire jouir sa patrie. Il se concerte avec Thouret, directeur de l'Ecole de médecine, et bientôt, sous la forme anglaise, un comité de souscripteurs s'organise pour introduire la vaccine à Paris. Des notabilités de tout genre, dont vous trouverez ailleurs la liste honorable, en font partie, et le secrétaire de ce comité est, notez bien ce nom, un jeune médecin, Henry-Marie Husson.

Un premier virus vaccin, envoyé d'Angleterre en mai 1800, par Pearson, avec des instructions et avec toutes sortes de précautions (enveloppe de mercure, de gaz hydrogène), échoue. On profite du court intervalle de paix amené par le traité d'Amiens pour appeler Woodville. Il accourt, vaccine en abordant à Boulogne, deux enfans anglais. Le virus dont étaient chargées ses lancettes manque son effet une première fois à Paris. On en reprend de frais à Boulogne, et enfin, en juillet, l'expérience réussit chez le docteur Colon, qui a mis sa maison et son fils, de santé assez frêle, à la disposition du comité. C'est du bras de cet enfant que le vaccin sera transmis, d'abord à 32 autres enfans, et plus tard partout en France.

De la vaccine à Reims.

De Paris. qui comptait à peine encore cent vaccinations, où la vaccine se transporta-t-elle ensuite ? Quelle fut la ville qui la reçut alors la première ?— Ce fut Reims.

Comment Reims, qui avait été si rebelle à l'inoculation, Reims, la ville sage, prudente, circonspecte, peu ardente aux innovations, rarement enthousiaste, et qui mesure toujours ses élans, il est vrai pour les mieux assurer, se livra-t-elle sans réserve à l'inconnue, et accueillit-elle, pour ainsi dire sans examen, l'incertaine nouveauté ?

Elle le dut à la piété filiale d'un de ses enfans.— Elle le dut peut-être encore à une vue providentielle qui voulait que la plus salutaire des inventions modernes, à son entrée en France, reçut à Reims le sacre que cette ville réserve ordinairement à la race antique de ses rois.

Je vous ai dit que le comité central parisien s'était donné pour secrétaire un jeune médecin, Henry Marie Husson.—Disons maintenant ce qu'était ce Husson.

Vers 1770, à Reims, Jean Husson, de cette ville, prenait dans la modeste communauté de nos maîtres chirurgiens, une place qu'il devait occuper honorablement jusqu'en 1810. De sa femme, Marie Chrétien, il eut, entre autres, deux fils, l'aîné Henry-Marie Husson, né le 25 mai 1772, et le cadet Eugène-Alexandre, né le 19 mars 1786, dans une maison récemment démolie de la place du Parvis-Notre-Dame (café Censier).

Henry-Marie, après avoir commencé ses études chez les Bénédictins de Laon, obtint, en 1783, à l'âge de onze ans, une bourse au lycée Louis-le-Grand à Paris, bourse dont disposait alors, par suite de fondation, la famille Godinot des Fontaines. Au sortir de ses études, il est d'abord élève en chirurgie sous le célèbre Desault ; puis il fait en 1792, comme sous-aide-major, les campagnes de Belgique et de

Hollande; revient aide-major en 1793; est désigné,
en 1794, par le district de Reims, pour faire partie,
à Paris, des trois cents jeunes gens d'élite qui for-
mèrent l'Ecole de santé instituée par la loi du 14
frimaire an III ; il en est un des bons élèves.—Ami
de Bichat, de Dupuytren, il est reçu docteur en 1799
et nommé sous-bibliothécaire de l'Ecole de médecine. Ce fut là qu'apprenant qu'une épidémie de
variole sévissait à Reims, il eut l'idée reconnaissante
de doter sa ville natale de la vaccine.

Voici maintenant, dressé par lui-même, l'acte de
naissance de la vaccine à Reims. Il est d'octobre
1800. Je l'ai retrouvé aux vieux journaux du
temps :

« Les expériences faites en Angleterre, dans le
Holstein, à Genève et à Paris, m'ont décidé, dans les
premiers jours de vendémiaire, à porter le bienfait
de la vaccine à Reims.—Cette ville était infestée,
depuis plusieurs mois, d'une épidémie varioleuse
tellement meurtrière, que sur mille quatre-vingt-
treize individus morts pendant le cours de l'an VIII,
cinq cents à peu près périrent de la petite vérole
(ce qui représentait la moitié des naissances de cette
année).

Il ne pouvait se présenter une circonstance plus
favorable à l'introduction de la vaccine, puisque
dans un cas absolument semblable, le docteur
Odier avait employé, avec le plus grand succès, la
vaccination à Genève.

J'arrivai à Reims le 10 vendémiaire avec du virus
vaccin pris la veille sur un jeune enfant que j'avais
vacciné à Paris. Toutes les lancettes que j'en avais
chargées, étaient oxidées à mon arrivée, c'est-à-dire
vingt-sept heures après avoir pris la matière. Je pres-
sentis dès lors que mes vaccinations n'auraient aucun effet. J'essayai cependant sur des enfans, je
n'obtins aucune réussite, et les enfans n'eurent pas
la plus légère incommodité, même locale.—Les citoyens Dupuytren et Colon me firent, avec la plus
grande célérité, deux nouveaux envois de vaccin sur
des fils, du verre et des lancettes.

J'employai cette matière nouvelle sur treize personnes, en observant, autant que possible, de vacciner le même individu par l'incision dans laquelle je
plaçai un fil, et par la méthode des piqûres.—Parmi
ces treize, huit eurent une vaccine vraie, trois eurent la vaccine fausse, une ne la contracta point ; et
mon frère qui avait eu, il y a sept ans, la petite vérole, mais qui voulait prouver que la vaccination
n'était pas douloureuse, se prêta à l'opération et
n'eut aucun bouton.

Dans le nombre des huit qui eurent la vraie vaccine, deux eurent en même temps et sur le même
bras un bouton de fausse vaccine. Ce rapprochement de deux boutons si différens a été très utile aux
médecins de cette ville, qui ont suivi mes vaccinations ; ils en ont parfaitement saisi le diagnostic, et
par là se sont mis à l'abri d'une erreur préjudicia-
ble.

J'ai ensuite vacciné de bras à bras, c'est-à-dire
avec le virus développé sur les huit premières, dix-
neuf autres personnes de tout âge, et j'ai la certitude que le 6 brumaire la vaccine était déjà développée sur seize.

J'ai observé sur ces vingt-sept vaccinés la marche
décrite par Jenner, Woodville, Aubert, Odier, marche absolument la même que celle que j'ai vue dans
les vaccinés opérés par le comité de Paris, etc. Aucun d'eux n'a été malade ; aucun n'a eu de symptôme
inquiétant, quoique pendant le travail occasionné
par le développement du bouton, il y eut chez trois
enfans éruption de plusieurs dents ; tous n'ont eu de
vésicule qu'aux endroits des piqûres ; en un mot,
la maladie a été à Reims ce qu'elle est partout ailleurs, d'une très grande bénignité. »

Husson s'étend ensuite en longs et utiles détails
pour bien préciser les caractères de la vraie vaccine
qui préserve, de la fausse qui ne préserve pas. Personne, il faut le dire, n'a mieux que lui établi dans
la science cette importante distinction et mieux fixé
ce diagnostic différentiel.—C'est pour l'avoir ignoré
que le célèbre de Carro de Vienne, ayant envoyé en

Suisse un faux vaccin pris sur le bras du comte
Mottes, vacciné après une variole antérieure, le médecin de Bonneville, près Genève, après l'avoir
inoculé à six cents personnes, eut la douleur de les
voir moissonner par une épidémie et d'y perdre entre autres son propre fils, mal garanti par cette in-
suffisante vaccination.

Husson enseigna aux médecins de Reims à reconnaître ces fausses vaccines qu'il attribuait soit à l'irritation physique produite par la dureté des fils qu'on
employait alors, soit à l'insuffisance d'un vaccin
pris sur un ancien variolé, ou d'un vaccin détérioré;
et dont les principaux traits sont une marche plus
précipitée, une apparition hative des boutons qui
commencent dès le premier jour, et une durée beaucoup plus courte, puisque tout est fini au cinquième;
la forme acuminée des pustules, l'humeur contenue
dans une cellule unique et non cloisonnée.

Reprenons la suite de sa lettre :

« Je terminerai, ajoute-t-il, cet exposé en faisant
connaître un établissement formé à Reims par des
officiers de santé, que leur zèle, leur désintéressement et leur courage, rendent à jamais recomman-
dables.—Ce sont les citoyens Caqué, médecin de
l'Hôtel-Dieu; Navier, médecin de l'Hôpital-Général ;
Demanche, médecin ; Husson et Duquenelle, chirurgiens de l'Hôtel-Dieu.

Instruits par les différens rapports du corps médical de Paris sur l'innocuité de la vaccine, convain-
cus par toutes les vaccinations que j'ai faites devant
eux que jamais il n'y a maladie, jamais contagion ;
pleins de confiance dans les observations des Anglais
et des Génevois, qui, au milieu des épidémies varioleuses, ont reconnu et proclamé la propriété préservatrice de la vaccine, ces officiers de santé se
sont réunis en comité médical pour entretenir et
propager à Reims le virus vaccin. Ils inoculent gratuitement toutes les personnes qui n'ont point encore
eu la petite vérole, et les dons volontaires qu'ils re-
çoivent sont, en totalité, employés au soulagement
des pauvres de la ville.

» Nous proposons aux officiers de santé de toute la
république un exemple fait pour honorer également
ceux qui l'offrent et ceux qui le suivent. C'est par
de telles institutions que la médecine doit s'illustrer
et réduire au silence les déclamations impuissantes
de l'intrigue, de l'ignorance et de l'intérêt. »

Husson laissait donc à sa ville non-seulement le
présent inestimable de la vaccine, mais celui d'un
comité local, le premier qui se soit constitué en
France, à l'instar du comité central, pour entretenir
et propager chez nous la vaccine.

Ce comité, sous le titre modeste d'Officiers de
Santé, le seul en usage alors, comprenait une partie
des docteurs régents, savans professeurs et habiles
praticiens de notre ancienne Faculté de médecine, et quelques membres de l'ancienne maîtrise
de chirurgie, corps jadis dissidens, aujourd'hui fu-
sionnés par la grande main de la révolution.—C'é-
tait un assemblage, disons mieux, une élite d'hommes remarquables par leurs talens et leurs lumières.

On s'en aperçut bientôt à leurs travaux. Ils ne se
bornent pas à la pratique de la vaccine, ils veulent
en étendre les doctrines.—A peine institué, c'est-à-
dire dès le 1er brumaire, le comité a la priorité d'une
expérience intéressante et nouvelle dans la science.
—Son idée vint de l'ingénieux Duquenelle. Il s'agissait de reporter le virus vaccin de l'espèce humaine
à la vache, pour éprouver s'il s'altérerait, augmen-
terait ou diminuerait d'activité.

On vaccina donc le 1er brumaire une vache de
moyen âge, pleine depuis six mois, et très bonne laitière, avec du pus pris sur un enfant de 7 ans le
onzième jour de sa vaccination; on lui fit aux trayons
trois piqûres qui ne donnèrent que très peu de sang.

Un rapport du 9 brumaire, une lettre de Caqué à
Husson, du 20 brumaire, rendent compte de ces essais importans :

« Reims, 14 brumaire.

« Les trois piqûres faites aux pis de la vache du
citoyen Dérodé ont produit trois boutons semblables

à la vraie vaccine humaine. Ils ont suivi les mêmes périodes ; ils étaient de même étendue, avec dépression au centre, seulement les aréoles étaient petites et peu colorées. »

—Le comité reprenant alors la lymphe vaccinale développée aux boutons de la vache, en vaccina de *pis à bras* neuf individus.—Deux eurent une vraie vaccine, un autre une fausse vaccine; des six autres, deux étaient marqués de petite vérole, et ne s'étaient soumis à l'opération que pour chercher à obtenir un effet comparatif; les autres n'avaient pas de certitude complète à ce sujet. —Il eut mieux valu que la lymphe eut été prise le neuvième jour au lieu de l'être au onzième.

Le pus des deux vaccinés servit à dix autres vaccinations de bras à bras, et qui réussirent toutes.— L'inoculation fut renouvelée sur une seconde vache appartenant à M. Muiron, avec le même succès.

Par suite de ces expériences, le comité crut pouvoir conclure et énoncer les propositions fondamentales suivantes sur la constance du vaccin :

1º Que le vaccin, loin de s'altérer et de perdre son activité sur l'espèce humaine, en conserve encore assez, après de nombreuses transmissions successives, pour communiquer aux vaches une maladie absolument semblable à celle que le docteur Jenner a observée sur les vaches dont il a pris le vaccin pour l'inoculer à l'homme.

2º Que le vaccin pris sur la vache et inoculé sur l'homme n'a pas donné une maladie plus grave que lorsqu'il est pris sur l'homme.

3º Enfin, que l'identité du vaccin sur la vache et sur le corps humain se trouve évidemment prouvée par cette transmission réciproque d'une espèce à l'autre, sans qu'il perde de son énergie.

A la suite de cette communication, le comité de Paris s'empressait de répéter la belle expérience sur deux vaches, et la réussissait.—Woodville faisait de même en Angleterre, et plus tard le docteur Valentin l'amplifiait encore à Nancy, en étendant la transmission à des ânesses, des chèvres, des chiens.

A Reims, on n'employa plus d'autre virus que cet humano-vaccin, ainsi régénéré et fortifié. On le distribua aux villes voisines, à Charleville, à Saint-Dizier, à Strasbourg même.

On propageait en même temps la vaccine aux pays environnans. « Un de nos membres, dit Caqué, (lettre du 19 brumaire), a été naturaliser la vaccine à Sissonne, près Laon, et à Fismes, près Soissons. Le citoyen Billet, chirurgien à Fismes, a fait vacciner ses deux enfans pour donner à ses concitoyens l'exemple de sa confiance en ce préservatif.

» Le feu de la vaccine s'entretient. Les membres du comité et d'autres officiers de santé mettent à cette nouvelle pratique la plus grande activité. »

Le comité recueillait et publiait d'autres faits, scientifiques également. Il observait deux à trois fois un retard dans l'incubation de la vaccine. A. Bourgongne, vacciné le 24 vendémiaire, n'avait donné aucun signe ostensible du succès de la vaccination jusqu'au 16 brumaire. Ce jour-là nous avons vu avec étonnement qu'une des piqures se développait et annonçait, au bout de *vingt-deux jours*, l'action du virus qui s'était si bien manifestée au bout de huit jours dans son frère, vacciné au même instant et avec la même matière (Virus desséché sur du verre).

Le comité voyait en même temps et sur le même individu marcher, réunies, la vaccine et la variole, la vaccine et la rougeole. Il signalait un cas de vaccine ulcéreuse et pensait que les individus dont la fibre est lâche sont plus sujets que d'autres à avoir des ulcérations aux boutons vaccins.

Il prononçait que la vaccine n'a jamais été la source prédisposante d'une maladie.

Il considérait le travail local de la vaccine comme une preuve manifeste de l'effet préservatif.

Mais une seconde expérimentation capitale, et qui le mit surtout en relief dans le monde savant, ce fut la contre épreuve publique et solennellement instituée par lui à Reims, pour démontrer la résistance de la vaccine à la variole.

Le 24 messidor, an IX, le comité soumit à l'inoculation de la petite vérole douze enfans de familles rémoises, vaccinés à des époques différentes, depuis le 23 vendémiaire jusqu'au 24 germinal de la même année.

Ces enfans furent inoculés de la variole en présence de leurs concitoyens de toutes les classes, dans une salle de la ci-devant abbaye de Saint-Denis. Un très grand nombre de personnes, parmi lesquelles étaient le président du tribunal criminel du département de la Marne, le président du tribunal civil, le commissaire du gouvernement près le même tribunal, les membres de l'administration des hospices et une partie des officiers de santé de la ville ont assisté à cette contre épreuve publique, ainsi qu'à deux autres séances des premier et onze thermidor.

Les premières expérimentations de ce genre étaient graves, sérieuses, et de nature à faire battre le cœur aux médecins qui risquaient la science, aux parens qui risquaient leurs enfans.

Pour mieux éclairer l'assemblée sur la marche de la petite vérole inoculée, et l'aider à établir la comparaison entre cette maladie et les symptômes qui pourraient se déclarer sur ces douze enfans, Caqué fit à la seconde séance publique l'exposé oral des symptômes qui accompagnent la deuxième période de l'inoculation variolique.—Les enfans furent ensuite examinés ; chez la plupart, les piqûres étaient déjà presque éteintes.

La troisième séance s'ouvrit par la lecture de l'histoire de l'inoculation variolique aux troisième et quatrième périodes.—On procéda ensuite à l'examen des enfans.—Les citoyens présens s'assurèrent, par l'examen attentif des douze enfans, qu'aucun d'eux n'avait de signe d'affection variolique, et le dix-huitième jour de l'expérience, le procès-verbal fut signé par le comité et tous les assistans.—Le procès-verbal constate que l'inoculation de la petite vérole n'a laissé sur les douze enfans d'autre trace que celle des piqûres, et que l'inoculation de la vaccine, à laquelle ils avaient été précédemment soumis, leur a ôté la

susceptibilité de recevoir l'infection variolique qui
n'aurait pas attendu à se développer jusqu'au dix-
huitième jour de l'insertion.

Un de ces enfans ayant cependant eu au huitième jour de l'insertion un travail local très pronon-
cé avec fièvre de vingt-quatre heures, le comité de
Reims crut devoir consulter, à cet égard, le comité
central de Paris.

Une lettre du directeur Thouret, en date du 10
thermidor an IX, répond que le comité a entendu ,
avec le plus grand intérêt, la lecture de cette communication , qu'il a apporté l'attention la plus scru-
puleuse à l'examen des faits détaillés , et que c'est
après une discussion à laquelle tous ses membres ont
pris part, qu'il a déterminé que ce mouvement fé-
brile de vingt-quatre heures et ce commencement de
travail, loin d'être une fièvre varioleuse, offrait au
contraire une dissemblance totale, un défaut absolu
de rapports, une marche inverse.

Il se plait à rendre justice à la candeur qui a dirigé
le comité de Reims dans cette observation.

« Nous vous félicitons beaucoup d'avoir tant fait
pour la science : la contre-épreuve dont vous obser-
vez les résultats est une des plus marquantes qui se
soient pratiquées dans la République. Déjà vos travaux étaient connus dans tout le monde savant; bientôt on saura que vous continuez à éclairer une car-
rière où vous avez débuté les premiers par une expérience décisive.

» La confiance méritée que vous ont acquise vos
talens et votre amour de l'humanité, vient de recevoir dans cette circonstance un nouvel accroissement.—Vos compatriotes,, en vous confiant leurs
enfants pour la contre-épreuve, ont consulté davantage votre probité et votre mérite, que leur tendresse
peut-être. Il est flatteur pour vous de reconnaître
cet entier abandon en leur donnant une certitude
complète de l'effet préservatif de la vaccine.

» Continuez, citoyens, à accumuler en faveur de la
découverte qui nous occupe des preuves aussi con-
vaincantes. Renouvelez encore des inoculations de

petite vérole ; faites cohabiter des vaccinés avec des
varioleux, et forcez par la multitude des faits, par
l'irrésistible ascendant de la vérité, les incrédules et
les hommes de mauvaise foi à respecter vos inten-
tions et à admirer votre constance dans vos travaux.

» Signé Thouret, directeur de l'Ecole
de médecine, président. »

Le comité de Reims, répondait, en effet, avec le
récit d'une contre épreuve par cohabitation, celui
d'un enfant de seize mois, vacciné avec succès, qui
fut exposé depuis et impunément dans l'atmosphère
d'une petite vérole confluente survenue à son frère. —
Le local où ces deux enfans habitaient ensemble
était très resserré.

Mais ce n'est plus désormais dans des correspon-
dances privées, dans des articles de journaux, mais
au grave et officiel *Moniteur* lui-même, qu'il faut aller
chercher les titres de gloire de notre pays et de notre
comité rémois.

Le *Moniteur* du 18 thermidor an IX insère dans ses
colonnes et raconte les séances publiques de l'abbaye
Saint-Denis. — « Cette contre-épreuve, ajoute-t-il, la
plus concluante qui ait été faite en France, a été pratiquée *hors des hospices*, sur des enfans confiés par
leurs parens aux membres du comité, abandon qui
fait l'éloge du talent des uns et du courage des
autres. »

Nous sommes encore au *Moniteur*, à la séance générale du comité central du 23 janvier 1811, séance
où un ordre de l'Empereur avait convoqué tous les
archevêques, évêques, préfets qui se trouvaient alors
à Paris.

Il s'agissait d'organiser dans toute l'étendue de
l'empire les vingt-cinq dépôts de vaccin dont la for-
mation avait été ordonnée par le décret impérial du
16 mars 1809, et de constituer, près de chacun d'eux,
un comité destiné à leur garde et pris parmi les
premiers fonctionnaires et les médecins les plus dis-
tingués, qui tous s'empressaient alors d'accepter ces
fonctions.

La séance commence par un hommage rendu aux travaux du comité de Reims ; on y rappelle le fait de l'inoculation de la vache, le premier de ce genre connu dans l'histoire de la vaccine, le désintéressement de ses membres faisant déposer dans la caisse des pauvres les rétributions reçues pour les vaccinations des riches.

Longtemps, ajoute le *Moniteur*, ce comité eut à lutter contre *un parti d'opposition* qui chercha par tous les moyens d'intrigue et de malveillance à paralyser ses efforts, à arrêter ses travaux. Il opposa à tout ce qui pouvait entraver sa marche une constance digne des plus grands éloges, et il contraignit ses adversaires au silence par la contre-épreuve publique de l'inoculation variolique faite le 13 juillet 1801.

C'est le comité médical de Reims qui a fourni à un grand nombre des hommes de l'art du département de la Marne et des parties limitrophes des départemens de l'Aisne, des Ardennes, de Seine-et-Marne et de la Haute-Marne, le fluide vaccin qui a servi à y propager la vaccine.

En conséquence de tant de services, Sa Majesté Impériale a placé dans cette ville, qui a été l'un des premiers foyers de la vaccine, un des vingt-cinq dépôts de vaccin.

Le comité de Reims est composé de :

MM. de Jessain, baron de l'Empire, préfet du département de la Marne, président du comité ;

Le Roy, sous-préfet de l'arrondissement de Reims, vice-président ;

Baron, président de la cour de justice criminelle ;

Moreau, président du tribunal civil ;

Ponsardin, président du tribunal de commerce ;

Le Maire de Reims ;

Desain de Chevrières, procureur impérial près le tribunal d'arrondissement ;

MM. Ruinart de Brimont, négociant, membre du
conseil général dn département ;
Berlin, curé de Saint-Remy (l'évêché est alors
à Meaux) ;
Malherbe, curé de Notre-Dame ;
Neveux, vice-président du tribunal d'arron-
dissement ;
Navier, médecin de l'Hôtel-Dieu ;
Duquenelle, chirurgien de l'Hôtel-Dieu, direc-
teur du dépôt ;
Noël, chirurgien ;
Guerbois, chirurgien ;
Thuillier, ancien colonel.

Telle fut la garde d'honneur qu'une volonté souveraine mit autour du berceau de la vaccine à
Reims.

Henry-Marie Husson était présent à cette séance,
comme à toutes les autres. — Un grand honneur
l'attendait. Il allait être nommé vaccinateur du roi
de Rome et décoré de l'ordre de la Réunion. Ces
distinctions étaient méritées. Il avait été l'âme et la
lumière du comité central de la vaccine. Il lui avait
rendu des services incalculables.—C'était une tache
laborieuse que celle de ce comité.—Entretenir chaque jour une vaste correspondance en France et à
l'étranger ; fournir de vaccin la France entière ; sur-
veiller tous les faits qui se produisaient ; répéter et vé-
rifier chaque expérience ; favoriser, en un mot, par
tous les moyens possibles, la dissémination de la
vaccine, résultats qui ne pouvaient s'obtenir qu'au
prix d'efforts soutenus et d'une incessante activité.
—Husson, secrétaire du comité, suffisait à tout.
Il écrivait en même temps ses *Recherches histori-
ques et médicales sur la vaccine,* livre ou se trouve
contenue la plus complète et la plus fidèle exposition de l'origine, des variétés et des avantages de la
nouvelle inoculation qui ait paru dans aucune langue ; et ce témoignage n'est pas seulement français
et patriotique, c'est un témoignage anglais, celui de
John Baron—l'ami de Jenner.—Ce livre qui, de 1800

à 1803, eut trois éditions, toutes dédiées, par un touchant hommage, à ses amis et compatriotes, les membres du comité médical de Reims, parmi lesquels Husson avait le bonheur de voir son vieux père, reste encore aujourd'hui le manuel obligé du vaccinateur.

Il y joignait une édition estimée, avec préface et notice biographique, du traité des membranes, de son condisciple Bichat, ravi si jeune à la science ; de nombreux articles ou comptes-rendus dispersés dans les journaux du temps, et qu'une main pieuse devrait recueillir, et plus tard ces excellens articles du grand dictionnaire de médecine et de la biographie médicale, vrais modèles du genre, tous écrits d'un style clair, élégant, facile, avec la plume enfin d'un brillant élève du lycée Louis-le-Grand.

Pendant vingt-trois ans, surtout de 1800 à 1823, et sans aucune interruption, il a dressé les rapports officiels de chaque année, résumés statistiques et scientifiques, vrai bilan de la vaccine, dont l'intéressant ensemble ne compose pas moins de quinze volumes.

Aussi était-il encore là, à la mémorable séance du lundi 11 octobre 1813, racontée également au *Moniteur*, lorsque M. Montalivet, ministre de l'intérieur, vint exposer en personne les magnifiques résultats obtenus par la pratique des vaccinations en France. —Deux millions 500,000 vaccines avaient été opérées dans les huit années précédentes.—Jadis il y avait annuellement un million de petites véroles, dont un sixième ou un septième périssait. Elles ont été réduites cette année à 70,000, dont 8,500 morts, c'est donc par an 150,000 morts de moins, 150,000 mutilés de moins.

Husson ajoute, dans son compte-rendu, que, dans l'année 1811, il y a eu 712,221 vaccinations dans les 125 départemens qui composaient alors ce vaste empire.

Une médaille d'or est décernée à M. le duc de La Rochefoucauld-Liancourt.

Avec des disciples, des lieutenans de Jenner, on

peut presque dire des apôtres, comme **Husson en France**, Woodville en Angleterre, Odier à Genève, de Carro à Vienne, Sacco à Milan, l'expansion de la vaccine sur le continent fut facile et prompte.

Mais la philanthropie de Jenner voulait l'étendre d'un pôle à l'autre. Il désirait surtout l'envoyer aux possessions anglaises de l'Inde. Chaque vaisseau emportait une provision de vaccin; mais soit naufrages, soit plutôt effet de la chaleur qui le désorganise, le vaccin arrivait toujours mort et dénaturé. Jenner, mandé en conférence chez le secrétaire d'Etat, Hobard, y expose un plan. Il fallait mettre à bord d'un navire faisant voile pour l'Inde vingt recrues ou autres de quelque état que ce fut, qui n'eussent jamais eu la petite vérole. Il placerait à côté d'eux un chirurgien versé dans la pratique de la vaccine, et se faisait fort de réussir par ce moyen et de faire arriver le vaccin en bon état.

Après quelques délibérations, ces propositions furent rejetées.—On lui demande un autre plan. Il songe alors à expédier directement dans l'Inde le vaccin par un vaisseau chargé de ce transport spécial, et souscrit pour sa part, dans ce but, une somme de 1,000 guinées.

Tout à coup, bonne nouvelle ! le vaccin est arrivé dans l'Inde. C'est de Carro, de Vienne, qui l'y a fait parvenir.

Il a expédié à Constantinople, deux verres remplis d'abord de charpie anglaise imprégnée de vaccin liquide qui lui a été envoyé de Lombardie par Sacco.—Ces verres cachetés ont été placés au centre d'une boule de cire, renfermée ensuite elle-même dans une boîte remplie de rognures de papier blanc.—L'envoi a franchi le Bosphore, a traversé les déserts qui avoisinent le Tigre, est arrivé presque liquide à Bagdad, a pu s'inoculer, et de là, en deux semaines et demi, a été porté par le vaisseau *la Recouvrance* à Bombay, et y est devenu la source de toutes les vaccinations faites en Asie.

Ce qu'on n'a su que plus tard, en 1826, c'est que ce vaccin Lombard, de Sacco, n'était point du

vaccin de vache, mais du vaccin d'un cheval mila-
nais à sa deuxième génération. Toute la population
anglaise de l'Inde a donc été *équinée* au lieu d'être
vaccinée, et, du reste, ne s'en est pas trouvée plus
mal.

En fait de transmission lointaine, aucune ex-
pédition ne peut se comparer à celle que le roi
d'Espagne Charles IV, ordonna en 1803, pour porter
le vaccin aux possessions de la couronne, situées au-
delà des mers.—C'était l'exécution du plan de Jenner.—Sous la direction de don François Xavier de
Balmis, chirurgien extraordinaire de Sa Majesté ca-
tholique, un vaisseau mit à la voile de la *Corogne*, le
30 novembre 1803 —Il emportait du vaccin *vivant*,
c'est-à-dire vingt-deux enfans qui n'avaient jamais
eu la petite vérole, et destinés à se transmettre l'un à
l'autre le vaccin par inoculation successive, pendant
la durée du voyage. Arrivée aux Antilles, l'expédi-
tion se partagea en deux branches, l'une destinée au
continent de l'Amérique méridionale, l'autre qui
aborde à la Vera-Cruz, traverse le Mexique en y se-
mant la vaccine, s'embarque à Acapulco avec une
nouvelle cargaison de vingt-six enfans, arrive après
deux mois et demi de traversée aux Philippines, atteint Macao, Canton, touche à l'île anglaise de Ste-
Hélène, et atterit à Lisbonne, après une circumnavi-
gation de près de trois années, le 15 août 1806.

Ainsi, en moins de six années après sa découverte,
la vaccine avait envahi le monde et s'était étendue à
tous les climats. Il n'est pas d'autre exemple d'une
propagation aussi merveilleuse et aussi rapide.

Jenner pouvait se reposer dans sa gloire. Diplô-
mes, honneurs universitaires, adoption par toutes
les sociétés savantes de tous les pays qui se disputent
son nom, et particulièrement le titre d'associé étranger de l'Institut de France dans un brevet signé Cu-
vier, médailles et poëmes en l'honneur de la vaccination, adresses des villes et corporations, lettres auto-
graphes et cadeaux des souverains, cadeaux que les
droits élevés des douanes anglaises lui rendirent
parfois onéreux, récompense nationale enfin, rien

ne peut le sortir de la simplicité de sa vie et de la modestie de son caractère.

L'une de ces adresses de remerciemens qu'il paraît avoir conservée avec le plus de complaisance est celle d'une pauvre tribu indienne du Canada, à l'éloquence simple, mais expressive, et dont les signatures sont réprésentées par des dessins d'animaux, figuratifs des noms des signataires.

Mais les plus précieux de ces dons sont peut-être ceux qui ne lui sont pas parvenus. Telle dût être, par exemple, dans la plus pauvre des chaumières, la prière ignorée de la plus humble des mères, s'adressant au ciel, près du berceau de son enfant sauvé, en faveur d'un bienfaiteur inconnu.

Maintenant revenons, pour ne plus le quitter, à notre Husson et à ses rapports avec Jenner.—Ils avaient commencé dès l'année 1801. Il y eut entre eux échange de lettres. Le 29 juillet 1802, Husson lui écrivait officiellement au nom du comité central de vaccine. « Les citoyens Huzart et Parmentier, chargés de cette lettre, vous instruiront de nos efforts constans à l'appui de la découverte dont vous avez enrichi le monde..... Il n'est presque plus de village en France qui ne bénisse l'ingéni. ux auteur de la nouvelle inoculation. » Il lui demandait ensuite tous les renseignemens possibles sur l'inoculation du grease (eaux aux jambes), tentée aussi sans succès sur les vaches par le comité parisien.

Dans une seconde lettre du même jour, lettre officieuse et personnelle, écrite cette fois en anglais, il assure Jenner de son admiration, lui fait part de son projet d'aller passer quelques semaines à Londres, dans le but principal de voir l'homme célèbre à qui le monde devra l'extirpation de la maladie qui l'a si longtemps dépeuplé. A son retour en France, il éprouvera un plaisir infini à pouvoir se féliciter des rapports entretenus avec un homme tel que Jenner.

Un ami intime de Jenner, son biographe anglais, John Baron, parle ainsi de ces rapports : «—A ma connaissance personnelle, je suis certain que M. Husson tenait une haute place dans l'estime de Jenner,

et il n'en pouvait être autrement, si l'on considère les
termes de respect et de vénération avec lesquels le
gentleman français parle de l'inventeur de la vaccine
dans ses écrits publics et dans ses lettres privées. »

Tous deux allaient se donner des preuves de cette
estime mutuelle.

A la suite de la rupture du traité d'Amiens,
l'Empereur avait déclaré prisonniers de guerre
tous les Anglais qui se trouvaient alors en France,
et les avait internés dans différentes villes. Parmi
eux se trouvaient deux amis de Jenner, Williams
et Wickam à qui Genève et Nancy avaient été
assignées pour résidences. Jenner eut l'idée d'adres-
ser à l'Empereur lui-même une réquête pour demander leur liberté. —Elle est mise sous les yeux de
Napoléon par Husson et par Corvisart, tous deux
amis et presque compatriotes, puisque ce dernier est
des environs de Vouziers. L'Empereur, à cette lecture, s'arrête d'abord, réfléchit un instant, puis reprenant la parole : « Jenner, dit-il, on ne peut rien
refuser à un homme comme celui-là. » Et les deux
Anglais furent mis en liberté.

D'autres suppliques de Jenner, et du même genre,
présentées par la même entremise, furent aussi heureuses. Le crédit de Jenner à la cour de France était
si grand, qu'un simple certificat de sa main servait
de passeport à un officier anglais pour traverser en
paix les armées et les flottes françaises.

Une occasion de réciprocité vint s'offrir. — Au
nombre des prisonniers de la capitulation de Baylen
en Espagne, en 1808, se trouvait un jeune capitaine
français, Eugène-Alexandre Husson qui, déporté à
l'île Cabrera d'abord, avait été ensuite interné en Angleterre. C'était le jeune frère de notre Husson, qui
demanda à son tour l'appui de Jenner pour obtenir la
délivrance du prisonnier. Jenner s'y intéressait comme
à un fils. « Je pétitionnai, » dit-il, «pour qu'il fut
relâché. C'était la première demande de ce genre que
je faisais au gouvernement britannique, et elle semblait devoir rencontrer un favorable accueil. Je com·
muniquais cet espoir joyeux au capitaine, lorsque

tout à coup, au lieu d'un ordre de délivrance, ce fut
un refus inattendu qui arriva. »—Singulier peuple, en
vérité, que le peuple anglais ! — On venait d'accorder
à Jenner la récompense nationale d'un million : et
encore en présentant cette demande au Parlement,
le lord chancelier avait-il dit que la récompense était
au-dessous du service ! On lui refuse la liberté d'un
simple prisonnier !—Le jeune homme est jeté dans
un tel état de désespoir, qu'il oublie ses engagemens,
rompt son ban, essaie de s'échapper. Il est repris et
jeté sur les pontons où il vit, dit Jenner, dans un état
de confinement et de misère.

La peine de Jenner fut extrême. Je me souviens,
dit Baron, de l'avoir trouvé bien sérieusement affli-
gé du sort du jeune officier français.—Il se regardait
en quelque mesure comme la cause innocente de ce
malheur.—Que va dire Husson? Voudra-t-il croire
que mon influence sur le gouvernement britannique
est moins grande que sur le gouvernement de France?
Ne croira-t-il pas plutôt à l'ingratitude, à l'indifférence ?—Jenner redouble ses efforts, mais ils furent
bien longtemps avant d'être couronnés de succès.—
Husson dut subir une dure captivité.

Eh bien ! ce protégé de Jenner, ce jeune capitaine
Eugène-Alexandre Husson, est devenu aujourd'hui
le général Husson, grand-officier de la Légion-
d'Honneur, membre de l'Assemblée Législative et
sénateur du second empire depuis le 26 janvier 1852.
Hier encore, vous l'entendiez à la chambre haute, le
général presque octogénaire, l'échappé des pontons
anglais, rajeunir l'expression de son vieux ressenti-
ment contre l'Angleterre, sa rude et impitoyable
géôlière !

La vie de notre Husson sous la Restauration ne fut
qu'une longue série de travaux et d'honneurs.—Médecin de l'Hôtel-Dieu depuis 1805, il soigne à la Pitié le typhus militaire en 1814, et reçoit de Louis
XVIII la croix de la Légion-d'Honneur. Professeur de
clinique interne, il expose avec succès, pendant plus
de vingt-cinq ans, dans des leçons régulièrement
suivies par un grand nombre d'élèves, la doctrine

physiologique de l'irritation.—Il continue ses excel-
lents rapports annuels sur la vaccine jusqu'en 1823.
Lorsque Louis XVIII, à la sollicitation du baron Por-
tal, eut fondé, par l'ordonnance du 20 décembre
1820, l'Académie royale de médecine, destinée à faire
revivre l'ancienne Société royale de médecine et
l'ancienne Académie royale de chirurgie, Husson en
fut un des premiers membres et en devint plus tard
le vice-président.

La vaccine ayant été mise dans les nombreuses
attributions de la nouvelle Académie, il était facile
de prévoir que le comité central de vaccine devrait
s'y fondre ; c'est ce qui eut lieu le 16 juillet 1823. Il
s'était formé le 11 mai 1800, par la réunion libre et
spontanée de neuf médecins. On sait tout ce qu'il
dût au zèle infatigable de Husson.

Husson, à côté de ses nombreux titres honorifi-
ques, en avait un autre qu'il prisait par-dessus tout.
Il était, depuis 1809, médecin du lycée Louis-le-
Grand. C'est là qu'il habitait. Le toit qui avait abrité
sa jeunesse, recevait maintenant sa vieillesse. Il y re-
trouvait, il y soignait les fils, les petits-fils peut-être
de ses anciens camarades.

Moins heureux qu'eux, il perdit le sien ; il vit,
vers 1840, mourir son fils, jeune homme de la plus
belle espérance, au seuil de la médecine, qu'il pro-
mettait d'honorer comme son père et son aïeul.

Les derniers jours de Husson furent tristes. Il
mourut lui même en 1851.

Tels furent les Husson. Sans la révolution de 89,
les deux enfans de l'humble chirurgien seraient de-
meurés sans doute, comme leur père, les utiles mais
obscurs serviteurs de Reims ; 89 les a pris par la
main et en a fait les brillans serviteurs du pays, sans
qu'ils aient perdu pour cela l'amour de leur ville natale.

Notre ville, si riche en gloires de ce genre, avait
oublié celles-ci. Je vois dans cette enceinte des parens, des alliés de la famille Husson. Ils siégent au
conseil municipal, et, cependant, tandis que des
noms de rues Caqué, Noël, Chabaud, témoignent de

la reconnaissance du pays pour d'anciens et dévoués services à la santé publique, tandis qu'une rue Boulard consacre le nom d'un autre enfant du peuple, le voisin et l'ami d'enfance des Husson, |devenu lui-même le général d'artillerie, baron Boulard, pas un souvenir du même genre ne rappelle encore à notre ville le triple honneur qui lui a été apporté par cette belle famille.

DEUXIÈME PARTIE.

PRATIQUE DE LA VACCINE.

J'ai été long, comme je le craignais, mais on s'arrête volontiers aux illustrations de son pays.

Je vous ai présenté jusqu'ici la vaccine triomphante, nous allons voir maintenant la vaccine militante.

Le plan de cette deuxième partie sera simple.

1º De la vaccine, son origine, sa nature, son mode d'action, ses analyses chimique et microscopique ;

2º Un premier ordre de questions scientifiques sur sa prétendue insuffisance.

Si la vaccine préserve ?

Si la préservation est temporaire ou absolue ? nous en dériverons la doctrine et la pratique des revaccinations.

Si le virus vaccin a dégénéré par la longue suite de ses transmissions ? nous rechercherons les sources auxquelles on peut le renouveler et le retremper.

3º Un second ordre de questions, celui des incriminations sur les prétendus dangers de la vaccine.

Si la vaccine a amené la dégénérescence de l'espèce humaine ?

Si, en supprimant la variole, elle lui a substitué des maladies nouvelles, ou bien si elle en a multiplié d'anciennes ?

Si elle n'a fait que déplacer la mortalité en la rejetant du jeune âge à l'âge adulte.

Si la vaccine peut introduire dans l'économie, si-multanément au virus vaccin, le germe d'autres affections quelquefois redoutables ?

Conviendrait-il en ce cas d'abandonner la vaccine de bras à bras, et de lui substituer une autre méthode, particulièrement celle de la vaccination animale ?

4° De l'influence générale de la vaccine sur la population.

I° — *De la nature de la vaccine.*

Je vais d'abord vous en donner l'explication savante ; je vous en donnerai ensuite l'explication naturelle.

La vaccine est un virus spécial, de forme liquide, qui, par un phénomène en dehors de toutes les lois de la pathologie, par une action unique, exceptionnelle en son genre, par une propriété mystérieuse et incompréhensible, se pose en antagonisme avec le virus variolique, le poursuit, l'atteint, le neutralise, l'anéantit dans notre économie, en un mot, lui rend notre corps invulnérable, à peu près de la manière dont le devint (passez-moi la comparaison) Achille, lorsqu'il eut été trempé par sa mère aux eaux du Styx.

Cette explication n'explique rien. Elle admet l'arcane, le miracle, rien de plus.

L'explication de Jenner, le modeste inventeur de la vaccine, était plus simple et plus naturelle.

Vous connaissez déjà ses idées sur la généalogie de la vaccine. Vous savez ce qu'il pensait de la réciprocité, de l'échange de maladies que la communauté et le rapprochement d'habitation font naître entre l'homme et les animaux domestiques. Il disait : Les varioles du cheval, de la vache, de l'homme, de la brebis, de la chèvre, du chien, du singe, des oiseaux même, ont une identité de nature sous une grande diversité de formes et d'aspect, diversité due à la réaction différente que chaque organisme imprime au virus qui le traverse.

Il n'y a donc point, à proprement parler de **virus** vaccinique; il n'y a qu'un virus variolique à divers degrés de force et de virulence.

Ainsi le grease est dur et âpre dans le cheval; le cowpox est doux et bénin dans la vache; la variole proprement dite est farouche et mortelle dans l'homme; la clavelée même, chose curieuse, est violente et souvent fatale dans l'innocente brebis.

Toutes ces varioles sont réciproquement transmissibles. Elles peuvent se substituer l'une à l'autre, tenir lieu l'une de l'autre, en un mot elles sont équivalentes entre elles.

Vacciner c'est donc varioler. Introduire le cowpox chez l'homme, c'est lui inoculer la variole de la vache, variole mitigée, bonifiée, indulgente et pourtant également préservative.—Le vaccin n'empêche la variole que par ce qu'il est lui-même la variole, et qu'on n'a communément celle-ci qu'une fois.— Le système de Jenner était intelligible; il ne surfaisait rien, il expliquait tout. Plus d'écarts pathologiques !

Aussi avait-il laissé au nouveau virus, dont il produisait l'emploi, le nom significatif de *variolæ vaccinæ* (variole de la vache), traduction littérale du mot populaire *cowpox*, et qui rendait mieux compte de sa vraie nature que la simplification apparente du mot *vaccine*, proposé plus tard à Genève et adopté en France.

Malheureusement ces idées de Jenner étaient plutôt pour lui à l'état de théorie qu'à l'état de vérité pratique et démontrée.

Quand il voulut inoculer le grease du cheval à l'homme ou à la vache, il échoua dans sa démonstration parce qu'il prit un pus trouble, au lieu d'une lymphe claire et transparente, parce qu'il ne sut pas, en un mot, comme il l'avait fait pour les cowpox, distinguer un vrai grease d'un faux grease.

Répétées par des imitateurs, dans la même condition, ces expériences échouèrent d'abord et devaient échouer; aussi, en lui accordant les vertus du cowpox, lui nia-t-on son origine équine.

Le grand homme ne se rendit pas, mais il renfer-
ma obstinément en lui-même sa conviction, et atten-
dit des temps meilleurs.

Quelques adeptes restèrent fidèles à l'opinion du
maître.—Tels furent Loy, Coleman, en Angleterre,
Husson en France, Sacco à Milan, un jeune médecin
français, Lefort, à Salonique. Loy, dans une bro-
chure publiée en 1802, traduite par Sacco, analysée
par Husson. mais trop vite oubliée, arriva même à
distinguer le vrai grease, le grease constitutionnel
accompagné d'éruption générale et susceptible de se
transmettre, du grease local ou faux grease, intrans-
missible.—Sacco, son traducteur, répète des expériences sur le javart ou eaux des jambes du cheval.
—Coleman, après une première tentative d'inoculation inutile, en réussit une seconde.—Husson, en
France, en annonçant ces faits dans son livre, y
ajoute, dans le rapport annuel de 1815, le fait analogue d'un virus équin, transmis à deux enfans, et
de là à plusieurs autres par Cazals d'Agde.—Lefort
pratiqua et réussit à Salonique, sur plus de mille
personnes, des vaccinations équines.—Tous ces faits
positifs cédèrent le pas, comme il n'arrive que trop
souvent, à quelques faits négatifs. — On n'en tint
aucun compte.—On a préféré s'en tenir à la mer-
veille.—L'homme semble aimer ce qu'il ne com-
prend pas! ou peut-être crut-on rendre la vaccine
plus respectable aux yeux du vulgaire, en la plaçant
dans une sorte de sanctuaire mystérieux et comme
impénétrable, en lui posant autour du front l'au-
réole de l'inconnu.

Il a fallu 60 ans, il a fallu l'étude approfondie des
dernières épizooties de Toulouse en 1860, d'Alfort en
1863, pour remettre dans tout leur jour la vérité des
assertions de Jenner.

En 1860, à Rieumes, près Toulouse, dans une épidé
mie d'éruption pustuleuse, qui apparaît sur le corps
des chevaux, MM. Sarrans et de la Fosse, vétérinaires,
ont l'idée d'en inoculer la lymphe. — A leur grand
étonnement, elle est vaccinogène.—Ils transmettent
ce vaccin à la vache, à des enfans.—Ils oublient de

fermer le cercle en le reportant de l'homme au cheval.

En 1863, à Alfort, dans une stomatite aphteuse du cheval, maladie rare, M. Boulay inocule le pus.— Il est vaccinogène. Le cheval, fait révolutionnaire, serait-il donc, dans diverses maladies, dans toutes les parties de son corps, une source inépuisable et constante de vaccin ?

M. de Paul, le vaccinateur officiel de l'Académie de médecine, est consulté. Il rétablit la vérité. Pour lui, ces diverses apparences de maladies, grease, eaux aux jambes ou javart, éruption pustuleuse, stomatite aphteuse, cachent, sous une multiplicité de formes, l'unité de nature. Elles sont toutes la variole du cheval, le horsepox ou l'équine.

Il le dit, il le démontre. Il fait voir la prétendue stomatite aphteuse transmettant la variole à l'homme, à la vache, par inoculation et bien plus encore par infection, puis revenant de l'homme et de la vache, au cheval. Il y a donc cercle complet de transmission.—M. Boulay est convaincu.—L'idée de M. de Paul, ou plutôt celle de Jenner, mais agrandie, mais fortifiée par ces diverses expériences, triomphe définitivement.

Il y a pourtant encore un petit camp de dualistes, comme MM. Bousquet et Leblanc. Ils admettent bien entre les diverses varioles corrélation intime, *parité*, mais non *identité* ; ils veulent bien que les varioles soient cousines, même germaines, mais non sœurs. Mais la majorité est identiste. Inutile de vous dire que nous le sommes pour notre part, nous fondant sur ce grand principe que la nature est simple et une dans ses lois et dans ses productions.

Enfin, la vaccine vient de nous apparaître sous sa vraie figure, dans sa belle et sévère simplicité.—On la touche,—on l'approche maintenant.—Elle n'a rien perdu, croyez-moi ; elle a plutôt gagné en perdant les ornemens accessoires, le stras et les rayons empruntés de sa fausse couronne de brillants.

Ni l'analyse chimique du vaccin qui a été faite en 1804, par Husson et Dupuytren, et qui n'a pas été renouvelée depuis, ni l'analyse microscopique de MM. Dubois, Donné, Fiard, Pelletier, etc., n'ont révélé le secret de sa composition, sa nature intime et les raisons de son action.

On sait qu'il a pour caractères essentiels la fluidité, la viscosité, la diaphanéité, qu'il est de nature aquoso-allumineuse comme les larmes, inodore, acre, salé, alcalin, soluble dans l'eau, susceptible de se concréter en vernis fendillé à la manière du blanc d'œuf ou de la gomme arabique desséchés ; qu'il rouille promptement les lancettes de fer, d'acier, d'argent mélangé au cuivre ; qu'il est volatil, décomposable à l'air, à la lumière, surtout à la chaleur ; que, sous ces influences réunies, il passe promptement à la putrescence ammoniacale.

Le microscope, avec ses plus forts grossissemens, n'a fait voir ni globules, ni monades, ni animalcules, mais une gelée vitréiforme d'abord, puis un lacis fin et serré, une traînée de cristaux à quatre pans qui appartiennent au sel ammoniac.

Mais rien de tout cela ne distingue le vaccin mort du vaccin vivant, n'indique sa bonne ou sa mauvaise qualité, le degré de sa virulence.

C'est que les virus de ce genre sont subtils, incoercibles, insaisissables, miasmatiques en un mot, et qu'ils échappent à toute analyse.

2° DE LA PROPHYLAXIE DE LA VACCINE.

La vaccine préserve-t-elle ?

L'action préservatrice de la vaccine, niée à l'origine avec violence, avec opiniâtreté, et qui fut d'abord de la part de quelques obscurs adversaires le sujet de longues discussions, d'ardentes polémiques, est aujourd'hui un fait acquis et devenu vulgaire.

Elle a été mise hors de discussion par trois sortes d'expérimentations :

1° La contre-épreuve de l'inoculation variolique.
—Nous avons vu à Reims l'expérience publique sur
les 12 enfans à l'abbaye de Saint-Denis.—Paris l'a-
vait pratiqué plus en grand sur 112 enfans des hospices. Elle a été multipliée depuis, et toujours d'une
manière aussi convainquante ;

2° La contre-épreuve de la cohabitation.—Celle-ci
est plus sérieuse encore. Elle consiste à mettre des
sujets vaccinés en communication intime avec des
varioleux : même chambre, jeux communs, même
table, même lit, souvent mêmes vêtemens, essais
qu'on a prolongés parfois jusqu'à 36 jours consécutifs. L'imprégnation du poison se fait ici par tous les
pores, ouvertures nasale, buccale, voies respiratoires,
voies digestives. La surface cutanée entière est
plongée dans l'atmosphère varioleuse.—Vous avez
vu, à Reims, un enfant de 17 mois réfractaire à cette
infection.—A Paris, trente-six enfans placés pendant
un mois dans une salle, avec cinq enfans varioleux,
résistèrent à cette épreuve. Elle s'est répétée encore
bien des fois victorieusement ;

3° La contre-épreuve de l'exposition aux épidémies.—C'est la plus décisive peut-être, car alors il y
a lutte contre la nature elle-même, et contre la rage
de la maladie, plus forte qu'en temps ordinaire.—Il
est notoire que les épidémies varioleuses s'arrêtent
devant la vaccine. Telle fut celle de l'an VIII à Reims.
Paris qui souhaitait presque l'expérience d'une première épidémie, l'eut forte et générale au mois de
thermidor an X. La mortalité fut grande. Dans cer-
tains arrondissemens, le quart, le tiers, la moitié et
plus des décès furent dus à la petite vérole, surtout
dans les quartiers à rues étroites, à maisons très po-
puleuses. Eh bien ! au centre même de deux des
quartiers où la variole se fit le plus sentir, la maladie
ne put pénétrer dans les deux hospices de la Pitié
(élèves de la patrie) et des Orphelins du faubourg
Saint-Antoine, parce que la vaccination avait été constamment pratiquée sur ces enfans.— Paris comptait
alors environ 10,000 vaccinés ; aucun, d'après un re-
censement très exact, ne fut atteint de la petite vérole.

Les preuves sont donc irréfragables ; l'immunité est hors de doute.—Mais quelques questions secondaires se soulèvent encore.

La préservation est-elle en raison du nombre des piqûres ?

Jenner n'en faisait qu'une ; il craignait l'activité du cowpox. Un seul bouton, disait-il, préserve aussi bien que mille ; et c'est là surtout ce qui sembla merveilleux au début de la jeune invention.—En France, où cette activité du cowpox parut moins redoutable, peut-être parce qu'elle s'était déjà amoindrie, Husson, Bousquet et les autres vaccinateurs pratiquèrent ordinairement 2 ou 3 piqûres à chaque bras, et on attribua à cette méthode l'avantage qu'eut la France d'être préservée plus longtemps que l'Angleterre du retour des épidémies de variole.—En Allemagne, Eichhorn convaincu que la sûreté de la préservation vaccinale est liée à l'intensité de la fièvre d'incubation vaccinale, a proposé, pour donner cette fièvre, de multiplier les piqûres, qu'il pratique au nombre de 30, de 40, de 60 et même de 72 ; méthode que les savans ont acceptée, mais que repoussera toujours le cœur des mères, barbarie inutile, suivant nous, s'il est vrai que les virus agissent plutôt par leur qualité que par leur quantité.—Au reste, la vaccination par *raies*, bien préférable selon nous, et sous plus d'un rapport, à la vaccination par *points*, concilie les deux systèmes.

La préservation est-elle en raison de l'intensité des symptómes locaux ?

L'enflammation du bras autour des pustules vaccinales, l'étendue et la rougeur de l'aréole qui les encercle, l'engorgement capillaire douloureux, indiquent surtout le travail local.—La fièvre vaccinale, la réaction générale, sont des indices plus sûrs de l'absorption du virus et du succès de la vaccination.

La vaccine est une fiévre exanthématique. On a
même voulu lui reconnaître, mais l constatation est
difficile, les deux fièvres primaire et secondaire,
ou d'éruption et de suppuration de la variole elle-
même.

Toujours est-il qu'il peut exister une vaccine préservatrice sans boutons, *vaccinœ sine vaccinis*, comme
il existe une variole sans boutons varioleux, une
rougeole et une scarlatine sans éruptions rubéoleuse
ou scarlatineuse (*variola sine variolis, scarlatina sine
scarlatinis*).

Il y a plusieurs anomalies de ce genre citées par
Husson dans ses rapports de 1812 et de 1814. Mais
le plus extraordinaire exemple est celui de l'épidémie de Nantes, en 1825. Soixante sujets de 10 à 24
ans, après avoir été vaccinés, quel que fut le lieu de
l'insertion, quelle que fut la main qui l'opérât, n'é-
prouvèrent à la surprise du docteur Tréluyer et des
autres médecins, que les symptômes généraux de la
fièvre vaccinale, malaise, céphalalgie, vomituritions
même, sans éruption ; et pourtant ils sont restés
ensuite impunément, pendant plusieurs mois, au
milieu du contagium variolique. Une nouvelle insertion soit du virus vaccin, soit même du virus varioleux, fut tentée chez eux sans résultat. La vaccine,
quoique *sans boutons*, avait suffi à les couvrir.

*La préservation est-elle en raison de la forme des
cicatrices?*—On l'a cru longtemps.—D'après le système de Grégory, les cicatrices utiles et d'indice favorable doivent être peti es, rondes, pouvant se couvrir avec l'extrémité du doigt, gaufrées d'un blanc
mat, avec stries et petits points noirs, celluleuses à
la manière des alvéoles de l'abeille, réticulées à
rayons convergens au centre comme ceux d'une
étoile ou de l'intérieur d'une orange.—Husson les
voulait encore enfoncées, et Decking leur donnait
comme caractère essentiel d'être nues et dépourvues
de tout poil.—Les cicatrices imparfaites et insuffi-
santes étaient angulaires, larges, irrégulières, lisses.
—Des milliers de revaccinations ont malheureusement renversé ce système commode, ce criterium

facile ; on a vu la vaccine et même la variole s'im-
planter sur des cicatrices jugées normales, sur des
cicatrices modèles et respecter celles qu'on préten-
dait reprochables et défectueuses.—Aujourd'hui, la
seule prévention défavorable, au sujet des cicatrices,
c'est leur absence, et de les avoir imperceptibles ou
nulles.

La préservation de la vaccine est-elle absolue ou temporaire ?

Je jure devant Dieu, disait le célèbre Franck, que
sur plusieurs milliers de personnes qui ont été vac-
cinées sous mes auspices, et suivant les règles de
l'art, je n'ai pas même eu un seul exemple de variole,
et je persiste à croire que la vaccine empêche la variole à peu près de la même manière que la variole
elle-même empêche une seconde infection de la variole.

Fox, demandait un jour à Jenner si la vaccine
avait changé.? « Pas plus que l'herbe des prairies, que
la fleur de la rose, » lui répondit celui-ci. — Voici ce
que Jenner déclarait encore en 1813 : « Mon opinion
sur la vaccine est précisément ce qu'elle était lorsque
je publiai pour la première fois sa découverte. Elle
ne s'est point fortifiée parce qu'elle ne pouvait pas
l'être ; elle ne s'est point affaiblie parce qu'elle ne
pouvait pas l'être, car si les faits contraires dont on
a parlé n'étaient point arrivés, la vérité de mes assertions sur les coïncidences qui les ont occasionnés
n'aurait pas été démontrée. »

Cette conviction de Jenner, dès l'avénement de la
vaccine, en faveur de son invention naissante, n'avait
point eu sans doute pour elle la garantie et la sanc-
tion du temps, mais elle reposait sur un certain
nombre de faits similaires et analogues. Elle était
pour lui un principe. Il avait vu des gens atteints
de cowpox, dans les laiteries du pays, vingt-cinq,
trente et même cinquante-trois ans auparavant, qui
ne laissaient prise depuis cette époque ni à la vaccine, ni à la variole.—Phipps, son premier vacciné,

s'était soumis volontairement, de 1796 à 1818, à six ou sept épreuves d'inoculation variolique, et toujours sans résultat.—Sa vaccine tenait bon.

« Je vaccine depuis quarante ans, disait Husson en 1841, et je n'ai jamais vu moi-même un seul cas de variole véritable après une véritable vaccine, faite et surveillée par moi.

Quelle était chez ces hommes éminens la raison de cette foi robuste, invincible, quand, autour d'eux, tant de cas de variole après vaccin étaient signalés pour ainsi dire de toutes parts?

Ils se payaient d'explications quelquefois vraies, quelquefois plausibles, et satisfaisantes en apparence.

Ces atteintes de variole ne pouvaient, selon eux, survenir que par suite de l'insuffisance de la vaccine *primitive*, faite avec négligence, ou avec un pus trop mur, altéré, ou sous l'influence de certaines constitutions atmosphériques qui s'opposent au développement de la vaccine, ou en concurrence avec quelque exanthème cutané qui l'entrave, enfin par l'effet d'une fausse vaccine prise pour la vraie, chez *des mal vaccinés* en un mot. Des vaccines bâtardes, vicieuses, des demi-vaccines pouvaient laisser entrée éventuelle à un complément de variole, manifesté la plupart du temps sous la forme légère de *varicelle* ou petite vérole volante.—Quand la forme plus grave des cas signalés parut se rapprocher davantage de celle de la variole, on en vint à imaginer le nom nouveau de *varioloïde* pour désigner, disait on, une maladie nouvelle, sorte d'hybride engendré par la vaccine imparfaite, et toujours complémentaire de la variole.—Enfin, quand il ne fut plus possible de méconnaître dans quelques cas la figure terrible de la variole elle-même, quand il y eut des cas mortes, on s'en prit à une diathèse varioleuse. C'étaient, disait-on, de secondes varioles.—Une variole antérieure ne préserve pas toujours d'elle-même; elle a ses récidives. Pourquoi demander davantage à la vaccine?

En France, ces explications furent favori ées, il faut le dire, par l'heureux état du pays qui, jusqu'en 1818, grâce peut-être à la diffusion si générale de la vaccine, opérée chez nous avec une sorte de *furia francese*, eut le privilége de ne sunir presque aucune épidémie varioleuse. La première épidémie très intense ne fut même que celle de Marseille, en 1828. Là, sur une population de 40,000 individus au-dessous de 30 ans, se trouvaient 30,000 vaccinés.—Ils eurent 2,000 atteints et seulement 20 morts (d'autres ont dit 45) —8,000 non vaccinés eurent 4,000 atteints et 2,000 morts.—Enfin 2,000 anciens variolés eurent 20 malades et 4 morts.—La vaccine n'avait donc pas toujours défendu contre la variole, mais elle avait encore protégé ceux qu'elle n'avait pu défendre, en mitigeant, en adoucissant la forme de la maladie, en lui laissant presque toujours celle de la varioloïde. Le bouclier de la vaccine avait mieux garanti que celui de la variole elle-même, puisque les anciens variolés avaient perdu 1 sur 500, et les vaccinés seulement 1 sur 1,500 ou au maximum sur 700.

L'état de l'Angleterre était moins heureux. Il est curieux que le pays de naissance de la vaccine ait signalé ses premiers cas d'insuffisance.—Des faits authentiques de variole après vaccine sont publiés, dès 1805, par Villan ; puis, en 1809, par Grégory, l'homme le mieux placé pour observer les épidémies varioliques, en sa qualité de médecin de l'hospice des varioleux de Londres. Ses tableaux de 1809 a 1838 offrent une constante progression du chiffre annuel des vaccinés atteints de variole : en 1809, 4 sur 146 ; en 1827, 57 sur 194, et enfin en 1838, sur 695 admis à l'hôpital, les $2{/}7^{es}$ avaient été vaccinés. Grégory, nature faible, se serait même un instant laissé ébranler dans ses convictions. Dans un accès de découragement, il se renferme, ont dit ses adversaires, se refuse à vacciner son enfant, l'inocule de la variole. Plus tard, il est vrai, il reprit sa fermeté.

Le professeur Thomson , d'Edimbourg, dans deux

publications remarquables , de 1818 à 1823, cite des ob-ervations personnelles de 836 malades, dont 480 étaient vaccinés.—De ces derniers, il est vrai, il n'en mourut qu'un seul.—On indiquait le mal, on n'indiquait point encore le remède.

L'état de l'Allemagne était plus affligeant encore. Hufeland dans son journal, Harder de Saint-Pétersbourg, en 1823, Heim à Stutgard, de 1831 à 1836, et beaucoup d'autres avec eux, ont dénoncé la fréquence croissante des épidémies de variole, qui ne respectaient pas toujours les vaccinés ; mais ici, en établissant les faits, ils établissent en même temps les règles et les préceptes de prophylaxie.—A côté de la théorie, ils mettent la pratique ; ils proposent la revaccination.

Ce n'est pas qu'on se soit exactement entendu sur la proportion des varioles après vaccine.—En Angleterre, Pearson admettait une récidive sur 1,000 ; la société des chirurgiens anglais, 1 sur 3,000 ; Villan, 1 sur 500 ; Jenner lui-même acceptait une rechute sur 100, mais sous les réserves que nous avons inscrites, et en exagérant évidemment sa pensée intime.—En France, Husson, au rapport de 1815, n'en reconnaissait qu'une sur 1 million, et encore y avait-il à dire?—Par contre, en 1827, la bibliothèque universelle de Genève portait ce chiffre à 1 sur 60.

On s'accordait au reste généralement à reconnaître que si la vaccine ne préservait pas sûrement du retour de la variole, elle préservait au moins d'une partie de ses dangers, qu'elle atténuait presque toujours la maladie, et que les cas de mort, car on ne pouvait les nier, étaient plus rares chez les individus vaccinés que chez les individus vierges de vaccine ou de variole.

Ceux des docteurs allemands qui admettaient déjà une préservation simplement temporaire, ne s'entendaient même pas bien sur sa durée.—Les statistiques particulières la variaient de 30, à 20, à 10, et même à 5 années ; mais tous convenaient que les nouveaux vaccinés sont plus sûrement préservés que les anciens, que la vertu anti-variolique de la vaccine semble aller en s'affaiblissant avec l s années, ou, ce qui revient au même, que la réceptivité variolique, c'est-à-dire l'aptitude, la disposition à reprendre la variole semble renaître avec ces mêmes années; que plus on s'éloigne de la première vaccination, plus on reste découvert vis-à-vis de la contagion variolique.

Les adultes de 15 à 30 semblaient plus particulièrement exposés que les autres ; c'était sur eux surtout que tombait l'effort de l'épidémie.

On avait une histoire individuelle assez curieuse, celle du comte de B..., qui, bien vacciné en 1802, s'était fait revacciner de nouveau, et sans rien obtenir, chaque année, jusqu'en 1812.—Cette fois seulement, il obtint une seconde vaccine complète. Pendant six ans encore, il continua la même expérience, et à la septième seulement, il obtint de nouveau des pustules, mais qui avortèrent cette fois dans leur marche.—Quelle que fut la théorie, la pratique, c'est qu'il faut revacciner.

Les gouvernemens de l'Allemagne intervinrent alors. —De 1831 à 1839 et années suivantes, les revaccinations se firent en Prusse sur une échelle immense, sur toute l'armée, en moyenne sur 40,000 soldats par an, indistinctement et sans acception de la présence ou de la forme des cicatrices antérieures.

Le Wurtemberg, pays d'organisation modèle, pratique les mêmes opérations sur son armée.—La Bavière, Bade, le Hanovre, d'autres petits Etats allemands imitèrent et étendirent les revaccinations même au civil.

On eut en foule des résultats bien inattendus : on vit, non sans étonnement, la vaccine reprendre avec un succès souvent complet, sur 31, 37 et presque sur 50 et 52|100 des soldats vaccinés.—On est même arrivé en Wurtemberg jusqu'à obtenir 72 pour 100 d'inoculables. C'est alors que fut aussi détruite sans retour la théorie des cicatrices.—Les petites véroles disparurent. En 1837, l'armée prussienne tout entière n'a eu que 46 varicelles, 40 varioloïdes, 8 petites véroles.

Le Danemark, cruellement flagellé par les épidémies, crut devoir ajouter à ces précautions la méthode rétrograde des séquestrations appliquée aux
varioleux, comme on le faisait autrefois aux pesti-
férés. Plus d'une fois, la sentinelle qui veillait bien
inutilement à la porte du lazaret fut atteinte elle-
même de la contagion.

La Russie, qui avait encouragé l'introduction de
la vaccine dans ses vastes États, en accordant une
pension au premier enfant vacciné, et en daignant
même lui permettre de changer son nom en celui de
Vaccinof, et qui avait déclaré la vaccine obligatoire
à peine d'amende et de prison, la Russie, dis-je, fit
revacciner, en 1838, par ordre et d'office, Saint-
Pétersbourg tout entier.

Que faisait la France pendant ce temps, ou plutôt
que faisait notre Académie de médecine?

Les avertissemens ne lui manquaient pas, soit dans
les faits étrangers, soit même dans les faits natio-
naux; mais elle voulait ignorer les uns, et elle inter-
prétait les autres. En un mot, elle n'avait ni yeux
pour voir, ni oreilles pour entendre.

Pendant dix ans, de 1828 à 1838, elle conserve un
esprit d'immobilité, se rattache à une doctrine im-
muable, l'infaillibilité de la vaccine.—La vaccine
était devenue officielle, sans elle on n'entrait ni aux
écoles populaires, ni aux lycées, ni à l'Ecole polytech-
nique, ni dans les administrations publiques. Elle
avait ses vaccinateurs en titre, ses médailles, ses
prix.—On s'en tient à la vaccine, on résiste à toute
concession.—On voulut bien reconnaître, en 1828,
que la varioloïde n'est pas une maladie distincte,
mais un démembrement de la variole; en un mot, la
variole *tronquée*, *écourtée* des anciens; mais, hors
de là, il n'y eut de salut que dans la vaccine. On
continua d'appeler sur elle seule les encouragemens
du gouvernement. Chaque année, le rapport acadé-
mique eut quelques phrases sonores en l'honneur de
la vaccine, fit retentir son apothéose; mais les revaccinations furent déclarées impossibles d'abord ; plus
tard, on déclara qu'elles étaient au moins inutiles,

presque dangereuses.—Le parti orthodoxe, ou de l'ancienne école, comptait dans ses chefs des noms comme ceux d'Emery, Salmade, Jadelot, Rochoux, Valentin, Villeneuve, Gaultier de Claubry, et, disons-le à regret, celui de Husson. Et pourtant, en 1800 et même en 1803, Husson avait écrit dans son livre, en réponse aux détracteurs qui, par anticipation et avec une sorte de pressentiment envieux, prédisaient la défaillance de la vaccine, ces mots qui étaient toute une doctrine : « Quand même la vaccine ne préserverait qu'un an, elle serait déjà un immense bienfait! Quand même elle ne préserverait que huit jours, il faudrait encore l'employer. »

Un parti peu nombreux, où se trouvaient Bouillaud, Louis, Chomel, Blache, Guersant, Gerdy, mon respectable maître Hervez de Chégoin, protestait presque timidement dans l'Académie en faveur des revaccinations. Il était soutenu au dehors par un parti qui se formait peu à peu dans le monde médical et surtout par une portion de la presse qui enregistrait, mais d'une manière incomplète encore, quelques-uns des faits étrangers, car la France, alors surtout, était trop habituée à ne prendre exemple que sur elle-même. Le journal l'*Expérience*, de Dézeimeris, était entré chaudement dans cette lutte.

C'est alors, le 13 août 1838, que l'Académie des sciences prit l'initiative dans le lumineux rapport de M. Breschet. Il marquait une phase nouvelle. On y constatait notre situation stationnaire et même arriérée; on proposait, avec un prix de 10,000 fr. qui devait se décerner en 1845, cinq questions dont le programme comprenait tous les points débattus en France et déjà en partie résolus ailleurs. Trente-deux mémoires répondirent à cet appel.

Vers cette époque, en 1840, la doctrine des revaccinations fut apportée à Reims par Landouzy. Il venait de s'établir chez nous ; il avait milité dans la presse de Paris ; il était jeune, désireux de se faire connaître, savait manier une plume. Il écrivit, avec quelques notes qu'il avait préparées pour le journalisme, mais sous une forme vulgarisée et plus à la portée du public, un essai d'une cinquantaine de pages sur les *Revaccinations*.

Il y exposait, avec une fermeté, avec une netteté caractéristiques et qu'il est bon de mettre en regard des incertitudes de la science officielle, ses propres croyances.

« *Je crois*, disait-il, d'après l'histoire des épidémies varioliques, depuis Jenner et d'après les rapports sur la revaccination, à une *vertu préservatrice seulement temporaire*.

» *Je crois*, d'après les expériences répétées par le comité de l'Académie en 1836, à *l'affaiblissement du vaccin*.

» La conséquence c'est qu'il faut revacciner. »

Ces conclusions étaient justes et hardies. Elles furent utiles à Reims.

Au même moment, l'Académie de médecine, consultée par M. le ministre de l'instruction publique sur l'opportunité de revacciner dans les colléges, lui répondit, sous une forme assez sèche, que cette mesure n'était pas nécessaire. Le ministre dut lui retourner sa réponse en demandant qu'elle fut développée et motivée plus amplement — Quoique débordée de plus en plus par l'opinion publique, l'Académie de médecine ne laissa faiblir la sienne qu'en 1845 et qu'après avoir été entraînée par le bien remarquable rapport de M. Serres, au nom de l'Académie des sciences, lorsque fut décerné devant celle-ci le prix qui se partagea entre MM. Bousquet, Fiard et Steinbrenner.

Toutes les questions sont développées et éclaircies dans le corps de ce rapport, qui se résume par dix puissantes conclusions que nous ne pouvons présenter ici.

Il fixait la situation de la vaccine en France.

En ce qui concerne la vertu limitée ou illimitée de la vaccine, il adoptait, entre les deux partis contraires, une opinion *mixte* et qui paraît la véritable.

La préservation de la vaccine est absolue chez *le plus grand nombre* des vaccinés, temporaire chez *un petit nombre* seulement. La majorité des vaccinés, en effet, échappe aux épidémies ; la minorité seule est atteinte par une exception à la règle.

L'immunité ne s'efface même jamais *en entier*, ce dont témoigne la mitigation ordinaire de la maladie chez la plupart de ceux qui la subissent.

Il pose ensuite les règles des revaccinations. Elles concordent avec les lois d'envahissement de la petite vérole.

On sait que celle-ci attaque rarement le nouveau-né avant six mois, qu'elle sévit jusqu'à l'âge de cinq ans, qu'elle se ralentit jusqu'à dix, pour reprendre avec une nouvelle force, et comme si l'âge adulte était son apanage particulier, jusqu'à vingt-cinq ou trente ans.—Elle devient alors de plus en plus rare jusqu'à la vieillesse, et suit, mais en sens inverse, la mesure des années.

Dans les épidémies, c'est aussi surtout de quinze ans à trente ans que la vertu, comme affaiblie de la vaccine, a donné le plus souvent passage à la variole qui paraît, au contraire, atteindre son summum d'action à cette époque de la vie.

Il faut donc surtout revacciner, en temps ordinaire, de quatorze à trente ans, âge de susceptibilité variolique, et même plus tôt et plus tard, c'est-à-dire de dix à trente-cinq ans en temps d'épidémie.—La souveraine actuelle de la Grande-Bretagne, la reine Victoria, a été revaccinée à neuf ans.—Avant ce temps il y a protection de la première vaccine, plus tard il y a bénéfice croissant de l'âge.

Le vaccin s'est-il affaibli par ses transplantations d'homme à homme ?

Jenner, avec une réserve modeste, acceptait la possibilité de cet affaiblissement, et conseillait de retourner le plus souvent possible aux sources primitives du cowpox.—Dans la ferveur, dans l'enthousiasme de leurs succès, ses contemporains oublièrent trop cette sage recommandation, ils allèrent plus loin que le maître. Ils crurent à la perpétuité du vaccin. Brisset, le premier en France en 1818, étudia comparativement les pustules et les cicatrices vaccinales de son époque, avec les dessins et figures des pustules et cicatrices originelles, croyant trouver déjà moins de vivacité dans les unes, moins d'empreinte dans les autres.

Rigal essaya ensuite, en 1824, dans le même esprit, l'inoculation comparative faite avec des croûtes vieilles de dix-sept ans, soigneusement conservées, et des croûtes vaccinales nouvelles. Il crut remarquer une supériorité d'emploi dans les premières.

Fiart, en 1833, tenta de reporter, comme on l'avait fait en 1800, le vaccin humain sur soixante-dix vaches; et de son insuccès, qui n'était peut-être que la faute de son procédé opératoire, il conclut à un abatardissement du vaccin actuel.

Bousquet, qui n'admet pas la dégénérescence, ne veut pas non plus que les dessins originaux des pustules vaccinales soient des termes rigoureux de comparaison. Est-ce qu'un peintre ne prend pas pour modèle de ses représentations de fleurs, de fruits, d'animaux, les plus beaux types, des types presqu'idéals? Est-ce qu'il ne force pas toujours un peu les couleurs de son tableau?

Plus tard, il est vrai, M. Bousquet s'est converti, après avoir rencontré, en 1836, le cowpox sur les mains de la femme Fleury, laitière à Passy. Il inocule sur un même enfant un bras avec ce nouveau vaccin, un bras avec l'ancien vaccin. Sur ce terrain identique, il voit lever d'un côté des pustules au type Jennerien et peut opposer leur apparition plus prompte, leur éclat, leur fermeté, la durée plus longue de leur évolution, à la pauvreté, à la langueur des pustules de l'autre bras. La vigueur des effets du nouveau vaccin se soutient aux transmissions postérieures, et ne paraît s'effacer et se perdre qu'après la quarantième reproduction.

Le vaccin s'affaiblit donc à la longue, comme le font au reste toutes les graines et semences. Comme elles il a besoin d'être renouvelé après une série d'emplois. Il faut retourner à ses sources, il faut l'y retremper. Mais quelles sont ces sources?

Elles sont au nombre de *quatre* :

1° *Retrouver. le cowpox, le vaccin primitif sur des vaches atteintes de cette maladie ; le reprendre au pis de la vache.*

Jenner en avait donné l'indication. « Il me mandait dans une lettre du 4 février 1802, » dit Husson, « que partout où l'on retrouverait réunis un cheval, un homme, une vache, une laitière, on était presque toujours assuré de trouver le cowpox, si le pays était humide, et surtout au printemps. »

On oublia le précepte de Jenner. On croyait le cowpox inutile, on ne le chercha plus, on ne le trouva plus. Il demeura établi que cette maladie des vaches était d'une excessive rareté et comme spéciale à quelques comtés de l'Angleterre dont l'air, les eaux, les paturages avaient sans doute quelque chose de particulier !

Quand on se reprit à chercher le cowpox en France, un officier de santé du département des Ardennes, Migeot, de Juniville, écrivit en 1829, à l'Académie, qu'il avait rencontré cette maladie sur une vache de son pays, et qu'il avait transporté le virus vaccal à des bras d'enfans. (Observons que le pays de Juniville est dans les conditions décrites par Jenner.)

Mais dans une campagne les sujets manquent si facilement à la transmission. Le cowpox se perdit sans doute faute de bras. On en profita pour nier à Migeot l'authenticité de son observation.

En 1831, l'Académie de médecine eut à subir une sorte de mystification. M. Bourdois de la Mothe, l'un de ses membres, reçut du prince de Talleyrand, notre ambassadeur à Londres, un envoi de vaccin et une lettre dont voici quelques lignes :

« Comme je me rappelle, mon cher Bourdois, que
» vous avez été un des premiers et des plus ardens
» à introduire la vaccine et à propager en France
» cette bienfaisante découverte, je vous envoie dix-huit

» *tubes* (c'étaient des plaques) renfermant du vaccin
» pris à *sa source même*. Je viens de recevoir cette
» *précieuse provision* de la Société royale jennérienne
» de Londres, comme un des gouverneurs à vie de
» cette société. »

Le Prince demandait qu'on voulut bien remettre une portion de cet envoi aux gens de sa terre de Valençay, pour y *renouveler* le vaccin.

L'Académie sent tout le prix de ce cadeau.—Une commission est nommée pour l'essayer comparativement. Tel est l'effet de la prévention, que, sur six membres, deux inclinent à trouver que le nouveau vaccin donne des boutons plus beaux; les quatre autres n'y voient pas de différence.

Cependant, quelques termes obscurs de la lettre ont laissé du doute. Fût-on duc ou prince, on écrit ordinairement avec légèreté aux choses de la médecine!

On remonte à des informations précises, dont le résultat est d'apprendre de l'illustre correspondant, cette fois mieux informé lui-même, que le prétendu cowpox n'est que le vaccin ordinaire de la Société jennérienne, que depuis plus de 20 ans le vrai cowpox n'a pas été vu en Angleterre, qu'on cherche dès longtemps à l'y découvrir.

Il était, vous le voyez, dans la destinée de cet homme de tromper toujours et partout, volontairement ou involontairement.

La rencontre du cowpox est pourtant une faveur moins exceptionnelle qu'on ne le croyait alors. Il a suffi au petit royaume de Wurtemberg d'encourager sa recherche par l'appât d'une prime, pour en trouver 83 cas en cinq ans ; et plusieurs fois en France il a été vu à Amiens, à Rambouillet, à Rouen, à Wasselogne (Bas-Rhin), et même à Reims, par M. Decès.

Il n'en reste pas moins une maladie saisonnière, et qui appartient surtout aux mois d'avril, mai et juin; maladie passagère, en outre, car la rapidité de son évolution qui s'accomplit en cinq jours déjoue le plus souvent l'attention de l'observateur. Aussi le cowpox naturel peut-il faire défaut aux momens où il est le plus nécessaire, en cas d'urgence, c'est-à-dire dans les épidémies.

2° Faut-il alors essayer de faire un cowpox artificiel, d'en fabriquer un de toutes pièces ?

Deux moyens ont été proposés pour cela ; A faire de l'*humano-vaccin*; B faire du *variolo vaccin*.

A. On fait de l'*humano-vaccin*, c'est-à-dire on transporte le vaccin de l'homme à la vache, en vue et dans l'espoir de lui rendre son énergie, de le rétablir, de le rajeunir.—C'est la belle expérience imaginée en 1800 à Reims, par Duquenelle, répétée depuis sans succès sur 70 vaches par Fiard, qui sans doute s'y prenait mal.

En 1839, elle fut reprise heureusement par Bousquet. Avec la simple précaution de ne la pratiquer que sur des génisses, car le cowpox comme la variole est surtout une maladie du jeune âge, par le bon choix du sujet, en un mot, il parvint à la réussir à volonté et comme par jeu. Mais ensuite de quelques essais faits avec cet humano-vaccin, il a prétendu que le vaccin de l'homme, en repassant par l'organisme de la vache, ne s'y régénère pas, que reporté sur sa terre natale, il n'y reprend pas sa vigueur native, qu'il reste ce qu'il était, que la vache le rend tel qu'elle l'a reçu. Le vaccin, *trop humanisé*, selon lui, ne se retrempe pas à sa source.—MM. Serres et Steinbrenner, controversent l'opinion de M. Bousquet, en s'appuyant sur des expériences faites en Bavière, et l'industrieux M. Auzias-Turenne croit que la régénération du vaccin serait bien plus assurée en le reportant à sa source primitive, c'est-à-dire sur le cheval. La question est donc à l'étude.

B. On a imaginé de faire du *variolo-vaccin*, c'est-à-dire de transporter la variole de l'homme à la vache, dans le but de mitiger cette maladie par son passage à travers cet organisme animal, et de la transformer en vaccin.

Tout d'abord, et comme toujours, on commença par nier la possibilité de cette transmission. La vache, disait-on, n'était point apte à contracter la variole humaine.

Il y avait pourtant un vieux fait dans la science, recueilli par John Webb en 1799, publié par le journal *la Lancette*, de Londres, et cité par M. Trousseau en sa clinique, celui dont avait déposé alors la femme Betty Bowman. Cette femme de 80 ans rapportait qu'à l'âge de 23 à 24 ans, elle était en service dans une ferme. Un ouvrier y mourut de la petite vérole aux environs de la Noël (Christmas). Son lit et son matelas furent jetés dans les étables. Une vache du troupeau, plus frileuse que les autres, allait souvent se coucher près du lit et même sur le matelas du mort. Peu de temps après, elle eut la petite vérole *cowpox*, et les autres vaches du troupeau, au nombre de neuf, tombèrent successivement malades. Betty, qui les trayait journellement, pour les soulager, car leur lait était devenu mauvais, fut atteinte elle-même de fièvre, avec tuméfaction du bras, vit apparaître sur la main, près du pouce, trois pustules qui jetèrent environ neuf jours.—Elle n'avait jamais eu la petite vérole, et depuis cette époque, elle a souvent fréquenté des personnes atteintes de cette maladie, et a pu même coucher impunément dans le lit où était mort un varioleux, sans autre précaution que d'en avoir changé les draps.

Ce fait avait passé inaperçu.—Cependant il avait été imité en 1830 par le docteur Sunderland de Barnem. Ce médecin avait pris la couverture de laine d'un homme mort de la petite vérole dans la période de suppuration, en avait enveloppé bien immédiatement le corps de jeunes vaches pendant vingt-quatre heures, avait fixé ensuite cette couverture le long de leur mangeoire, de façon que les animaux respirassent les miasmes qui s'en exhalaient. Au bout de quelques jours les vaches prirent la fièvre, on aperçut sur leurs pis et autres parties molles des pustules, dont le lymphe put servir à vacciner.—La couverture roulée, bien renfermée dans un drap, tenue au sec et à l'ombre dans un tonneau et dans une basse température, qui ne soit jamais à plus de dix

degrés Réaumur, conservait encore, après deux ans,
ses redoutables proprié és.—Le procédé fut répété
sans succès en Danemark d'abord, à Berlin, à Cal-
cutta, puis en France, par Miquel d'Amboise.—Le
fait resta, quoique bien à tort, en suspicion.—On
avait contesté également, en 1807, un fait d'inoculation directe au docteur Gassner (de Günzburg).

Vers 1836, l'inoculation de la variole humaine aux
vaches réussit presque simultanément aux mains du
docteur Thiélé à Cazan, dans la Tartarie russe, et
en 1839 entre celles du docteur Ceely, à Ayles-
bury, en Angleterre.

Seulement, aux couvertures de Sunderland, ils
substituèrent les procédés directs de l'inoculation du
virus variolique par les piqûres et inci-ions.—Thiélé
opérait avec les dents aiguisées d'un simple peigne
de corne, par des piqûres plus profondes que celles
de l'homme, à la partie postérieure et rasée des
trayons blancs de vaches de quatre à six ans, nou-
vellement vélées, car la parturition favorise l'imprégnation du virus. Il recouvrait ensuite d'un linge,
pour que les vaches ne pussent pas se lécher, ne
laissait pas fréquenter les pâturages, mais mainte-
nait l'étable dans une température de quinze degrés
Réaumur. Il obtenait ainsi à coup sûr de belles pustules.

Le procédé de Ceely était le même, seulement il
inoculait aux lèvres de la vulve.—En suivant ces
préceptes, M. Bousquet et bien d'autres ont produit
à volonté le variolo-vaccin.

Mais si la doctrine de M. Bousquet est vraie, si
l'humano-vaccin est trop faible et ne se régénère
pas, ne faut-il pas admettre alors que le variolo-vaccin
soit trop fort, qu'il ne s'adoucisse pas au corps de la
vache, et qu'il doive conserver l'action redoutable
propre à la variole?—Faut-il croire, au contraire,
aux transmissions heureuses citées par ses inventeurs?—Faut-il admettre avec Thiélé qu'il puisse
être mitigé par son mélange avec un peu du lait
tiède?—Toutes ces questions, fort importantes, restent également à l'étude.

3° *Une troisième source de renouvellement serait l'emploi de vaccins animaux autres que le cowpox.* Tel pourrait être celui du cheval, l'équine, le horse-pox, déjà appliqué plusieurs fois aux vaccinations humaines (Inde anglaise, Salonique et beaucoup d'autres lieux), au su ou à l'insu de ceux qui le recevaient. Tel pourrait être aussi l'ovine ou clavelée de la brebis. On a paru craindre une transmission possible de la *morve* dans le premier cas, du *charbon* dans le second cas. Le temps et l'observation feront, selon nous, justice de ces inculpations, dont on s'exagère la portée.

4° *Comme quatrième source de renouvellement, on a été jusqu'à proposer l'emploi de la varioloïde.* pour inoculer en temps d'épidémie, et à défaut du vaccin lui-même, ceux qu'on veut défendre contre la variole. La mise à exécution de ce moyen a même eu lieu fortuitement, en 1826, à Saint-Pol-de-Léon. Le Dr Guillou manquant de vaccin, s'avisa, comme ressource substitutive, d'inoculer à quelques enfans le pus de varioloïdes à forme bénigne. L'éruption qui en fut la suite se borna le plus souvent à un bouton local analogue à la vaccine, à ce point que le Dr Guillou crut avoir trouvé une nouvelle forme de vaccin auquel il proposa d'attribuer le nom de *vaccin français.* Mais plus d'une fois ensuite, il vit cette varioloïde se reproduire avec son caractère d'éruption générale et varioliforme.—Pour notre part, hors le cas de nécessité absolue, nous réprouvons ces essais qui peuvent recréer la variole et répandre la contagion. C'est la contagion, vous le savez, qui trace une infranchissable démarcation entre l'ancienne inoculation et la vaccine.

M. Trousseau croit qu'on peut rétablir et entretenir le vaccin actuel par la méthode des jardiniers, qui perfectionnent leurs fleurs en employant toujours à l'ensemencement les meilleurs graines et les meilleurs terrains. Ne prendre le vaccin que sur des enfans d'élite, robustes et vigoureux ; le cueillir du quatrième au cinquième jour, lorsqu'il est plus rare mais plus fort, sont les vrais procédés, selon lui, pour l'amener et le maintenir dans sa perfection.

Que de sources s'ouvrent donc de toutes parts au vaccin, sources auxquelles, tôt ou tard, on finira par puiser largement ! Son anéantissement n'est donc point à craindre.—Que de perspectives, en outre, devant l'inoculation !—Si l'on veut songer que des essais ont été tentés pour inoculer, sous une forme adoucie, soit la rougeole, soit la scarlatine elle-même, avec le sang, le fluide des larmes ou quelque autre liquide de l'économie maladive; si l'on veut songer qu'une épizootie meurtrière du gros bétail, la péripneumonie bovine, qui n'est pas sans analogie avec le croup humain, a quelquefois pu s'inoculer avec bénignité, on verra que demain peut-être des exanthèmes redoutables, des angines scarlatineuses, et que surtout le croup, cet effroi des mères, seront remplacés par des maladies congénères, mais non périlleuses.

Que d'horizons bienfaisans s'étalent aux yeux de l'homme, et tout cela dérivant, par une pente naturelle, de la découverte jennérienne !

Des dangers attribués à la Vaccine.

Le vaccin peut-il amener une dégénérescence de l'espèce humaine ?

C'est le second ordre de reproches faits à la vaccine.—Commençons par les *incriminations grotesques.*

Selon ses premiers adversaires, la vaccine devait donner à l'homme les mœurs, les inclinations, la brutalité, la forme des bêtes. Ce reproche avait déjà été appliqué à l'ancienne découverte de la transfusion du sang des animaux à l'homme ; mais ici, c'est bien pis encore, disaient les antagonistes, car au fond, le sang est la plus pure de nos humeurs, tandis que le vaccin n'est que le pus infect d'un ulcère sordide.

Jenner, qui le croirait, fut sensible à cette attaque ! Un grand homme lui-même peut regimber contre une piqûre. Citons un passage d'une lettre qu'il adressait sur ce sujet à Franck, avec une vivacité qui ne lui était point habituelle :

« Quelques sottes gens ont écrit ici quelques sots
» livres, et il est étonnant de voir quel effet ces abo-
» minables productions ont eu sur les esprits du
» commun peuple. Un de leurs stratagèmes est de
» faire croire à ces gens que la vaccination converti-
» ra leurs enfans en vaches et en taureaux. Des es-
» tampes grossières, des caricatures d'enfans en train
» de se métamorphoser, sont exposées à la vue du
» public. N'est-ce pas aussi ridicule, aussi choquant
» à la fois (schocking), que cela est meurtrier ?
» Notre pratique n'a jamais été sur un terrain si
» ferme, si solide. Mes propres vaccinations en ce
» moment, avec l'aide de deux à trois jeunes gens
» mes neveux, excèdent 20,000, et elles ont été con-
» duites sans échecs comme sans accidens d'aucune
» sorte.
» Londres, 20 juin 1806.   E. JENNER. »

Dieu merci, la vaccine n'a engendré ni cornes, ni queues. Elle n'a pas renouvelé parmi nous le phéno-mène de ce monstre si bien décrit par l'ancien poète ;

Semivirum que bovem, semibovem que virum :

L'homme demi-bœuf, le bœuf demi-homme, le Minotaure enfin.

Voici maintenant les *incriminations injurieuses.*

Il est des esprits tortus qui aiment à prendre le rebours, le contre-pied des idées reçues, qui se complaisent aux sophismes, aux paradoxes, aux pa-ralogismes. L'un d'eux, un médecin, dont je tairai le nom, par égard pour sa position scientifique, ne proposait-il pas dernièrement par lettre, à l'Acadé-mie des sciences, d'introduire, comme mesure hy-giénique, l'usage du tabac dans les lycées ! Pourquoi ne pas demander celui de l'absinthe dans le même but !

Un autre, un médecin encore, dont je tairai le nom, cette fois parce qu'il n'a écrit que pour le faire con-naître, et qui a cependant trouvé un éditeur respec-table dans M. Charpentier, n'a-t-il pas écrit, il y a peu d'années, un libelle sous le titre bouffon de : *La dégénérescence physique et morale de l'espèce humaine, déterminée par le vaccin ?*

En voulez-vous une analyse sommaire ?

« L'espèce humaine dégénère, s'écrie l'auteur. Aux puissantes races des siècles passés a succédé une génération petite, maigre, chétive, chauve, myope, dont le caractère est triste, l'imagination sèche, l'esprit pauvre.

» Vainement les gouvernemens de tous les pays poursuivent l'œuvre de son amélioration physique et morale avec la plus louable, la plus admirable sollicitude. L'espèce est malingre, rachitique ; la nature semble avoir été entravée dans son développement ; et l'origine, la cause unique de ce désastre multiple,

» *C'est le vaccin !* »

Puis l'auteur expose avec méthode la série progressive de ces rabougrissemens :

Petits collégiens, d'abord.—Pauvres enfans, en proie à une paresse triste ; sans entraînement, même pour le jeu, qu'il faut encourager chez eux par des primes. L'exercice leur est trop fatigant ; ils promènent à pas comptés un masque plutôt sénile que sérieux.

Petits adolescens. —A vingt ans ils ne dansent plus ; à vrai dire, ils n'ont jamais dansé. Ils prétendent raisonner.

Petits soldats.—Où sont ces hommes de granit. ces beaux grenadiers de la première garde impériale ? Nos casques et nos cuirasses n'ont plus le poids ; les casques et les cuirasses de l'Empire sont au musée d'artillerie, à côté de l'armure de François Ier.

Petits architectes.—Un appartement complet tiendrait aujourd'hui à l'aise dans ce qui fut la salle à manger de nos pères. Ces petites chambres, ces petits salons, cette architecture lilliputienne suffisent à nos poitrines sans souffle, mais auraient étreint la large poitrine, les puissans poumons de la génération éteinte.

Petits poètes.—Il veut sans doute parler de Victor Hugo.

Petits peintres.—Nous sommes réduits à la patience d'un Meissonnier.

Petits musiciens.—Le métier, partout le métier, au lieu du génie, des procédés.

Petits médecins. Enfin, *petits hommes* de toutes parts. *Petites femmes* aussi. Mais je m'arrêterais ici par respect, quand même le détracteur obstiné le vaccinophobe, ne se serait pas arrêté lui-même par un reste de galanterie.

Sentez-vous, messieurs, les gloires de votre pays, ses gloires militaire, civile, littéraire, scientifique, artistique ; vous-mêmes, vous sentez-vous aussi rapetissés ?

Il n'est qu'un genre de réponse qui convienne à ces imputations : le dédain !

Voici maintenant des *reproches prétendus scientifiques.*

A la variole restreinte ou disparue *se sont substituées des maladies nouvelles* ou des maladies *anciennes,* mais qui sont devenues plus *fréquentes.*

En *principe,* disent-ils, la variole a un *germe i né* qu'on ne peut étouffer, et qui repullule sous d'autres formes.

En principe, disent-ils, la variole est une *épuration* nécessaire. Elle nettoie le corps d'humeurs mauvaises dont elle est l'émonctoire naturel, ou, si vous aimez mieux, l'égout collecteur.—Ils invoquent, en un mot, cette théorie humorale si chère au peuple, si bien accueillie de lui, parce qu'elle est la seule qu'il croit comprendre.

Où était donc ce germe inné, leur répondrons-nous ? Il dormait sans doute dans quelque coin de l'Arabie, avant que les Arabes ne l'eussent apporté en Asie, en Afrique, en Europe ; les Européens, en Amérique et en Océanie ? Que faisait sans lui l'humanité, qui s'en est passé pendant des milliers d'années ?

Et quoi, ne faut-il donc voir dans les horribles foyers d'infection, les abcès profonds, les vastes dé-

collemens souvent produits par la petite vérole,
qu'une élimination utile, quoique presque toujours
mortelle, de produits morbides !

Quoi ! la petite vérole aurait été un admirable
travail de la nature, une crise sublime, un immense
bienfait ! quoi, des autels dressés et de l'encens brû-
lé en l'honneur de la *variole protectrice du genre
humain !*

Tout à l'heure c'était injure, maintenant c'est
folie !

En fait, 1° la variole, selon eux, aurait été rem-
placée par la *multiplication des scrofules, des can-
cers.*

N'est-ce donc pas sous le plein règne de la variole,
dont rien alors ne contrariait l'essor, en 1640, que
la pitié de nos pères a fondé à Reims cet hôpital de
scrofuleux, sous l'invocation de saint Marcoul, pour
écarter de nos rues, où il se rencontrait à chaque
pas, l'affligeant spectacle de ces maux incurables,
pour renfermer et soulager toutes ces misères.
Comparez par la lecture des vieux documens, par
l'inspection des registres mortuaires de la maison,
et par une visite charitable que vous pourrez faire
aujourd'hui, l'ancienne population si cruellement
éprouvée, à la population calme et paisible de notre
époque, et vous déciderez sans peine si la scrofule a
gagné ou si elle a perdu depuis l'introduction de la
vaccine.

N'est-ce pas dans le même but et toujours sous le
règne de la variole, que la charité du bon chanoine
Godinot avait établi, au XVIIe siècle, sur les bords
de la Vesle, à notre Saint-Louis, un hôpital spécial
de cancéreux, aujourd'hui si rarement utile qu'on
a pu le réunir et le fondre dans celui de Saint-
Marcoul.

2° La suppression de la variole aurait amené la
multiplication des angines gangréneuses.

Il suffit pour réponse de renvoyer à l'histoire médicale.—Est-ce qu'à toute époque, est-ce que notamment au siècle dernier, l'Europe n'a pas été
frappée à diverses reprises de grandes épidémies an-

gineuses? Faut-il vous rappeler que de 1746 à 1750, en France, un médecin reçu à Reims et d'un nom célèbre, M. Navier père, qu'un autre médecin également connu et aussi sorti de notre école, M. Marteau, d'Aumale, ont décrit, l'un en Champagne, l'autre en Picardie, une redoutable angine de forme gangréneuse, qui pesait alors cruellement sur nos contrées, comme elle le faisait en même temps sur l'Angleterre, où Huxham en a si bien exposé de son côté le triste tableau.

3° Vous parlerai-je maintenant de la *multiplication des folies, des suicides*, attribuée à la disparition de la variole, comme si elles n'avaient pas mille autres raisons d'être; de la *multiplication de la phtisie*, comme si l'étude plus approfondie de la tuberculisation n'avait pas eu pour résultat, de nos jours, de grouper, de réunir en un faisceau pathologique, et non de grossir toutes ces maladies de poitrine qui étaient dispersées autrefois dans les cadres nosologiques sous les noms de fièvres lentes, fièvres hectiques, catarrhes chroniques, pulmonies. Ce n'est qu'une affaire de nomenclature.

Il en est de même de l'apparente *augmentation de la fièvre typhoïde*, avec laquelle croient triompher les antagonistes de la vaccine. Ils en font une *variole interne*, une *variole retournée*. Et pourtant encore ici il n'y a qu'un changement de vocabulaire, qui concentre sous une dénomination uniforme les fièvres putrides, bilieuses, muqueuses, ataxiques, adynamiques etc., d'autrefois.

La fièvre typhoïde est si peu la variole, que nous avons vu plus d'une fois se succéder sur le même individu la variole après la fièvre typhoïde, ou la fièvre typhoïde après la variole.

Ne nous fatiguez donc plus de vos objections cent fois resassées déjà, cent fois réfutées, redites banales, déclamations vides, thème usé et sans cesse retourné.

Pas une preuve, pas un chiffre.—Je me trompe, il est un accusateur, étranger à la médecine, qui ne s'est présenté qu'avec des chiffres. Il est porteur d'un nom illustre, c'est un mathématicien, le capitaine Carnot.

Il a relevé les listes de la mortalité générale avant et depuis la vaccine. Il a cru trouver pour notre époque, non pas une diminution, mais *un simple déplacement de mortalité* qui se serait transportée du bas âge à l'âge adulte. Il meurt moins d'enfans, il est vrai, mais il meurt plus d'adolescens. Le sauvetage opéré par la vaccine n'est donc qu'une apparence, un trompe-l'œil, un mirage.

Vieux médecin, j'ai appris, messieurs, à me défier de la méthode numérique, au moins dans l'abus de ses inductions. Je l'ai vue tant de fois prouver avec la même facilité le pour et le contre.

Il se peut faire que le chiffre soit exact et l'explication erronée.

Qu'est-ce que la jeunesse de nos jours?—Elle marche à la vapeur, comme le siècle.—Elle se jette tête baissée et avec une virilité prématurée dans toutes les entreprises aventureuses. C'est pour elle surtout que l'on peut dire avec le poète :

Noctes atque dies patet atri janua Ditis.

C'est pour elle que, nuit et jour, reste béante la caverne du sombre Pluton.

S'il meurt plus de jeunes gens, c'est la faute de l'époque et de notre civilisation, ce n'est pas la faute de la vaccine. Et d'ailleurs, toutes ces vies d'enfans conservées par la vaccine ne préparent-elles point, par leur nombre même, une moisson plus abondante aux occurrences morbides de toute espèce. Or, la vaccine ne saurait affranchir que de la variole, elle n'affranchit pas des autres maladies.

Le virus vaccin ne peut-il pas s'allier à d'autres virus, et communiquer au corps humain les principes de diverses maladies ? telles seraient, par exemple, les dartres, les scrofules, la gale, l'épilepsie, etc., qui s'introduiraient en même temps que la vaccine.

Vous avez déjà lu la réponse péremptoire de Noël au sujet de l'innocuité des inoculations pratiquées en masse sur l'armée américaine de l'Hudson.—Les revaccinations des armées prussiennes n'ont pareillement donné lieu à aucun reproche.

Husson raconte qu'un père vint un jour le prier avec instance de lui vacciner son enfant. Je n'avais, dit-il, en ce moment à ma disposition que des enfans qui avaient à la fois la vaccine et la gale.—Husson résiste; le père redouble ses sollicitations, en s'écriant qu'il aime mieux voir son fils galeux qu'aveugle ou mort !—Le médecin dut céder, mais la foi du père fut récompensée par l'heureuse vaccine de l'enfant.

Le comité central, par lui-même ou par ses correspondans, a toujours vu la vaccine se transmettre sans mélange.

Notre vieux Noël, à Reims, en 1826, émettait formellement la même opinion : « Le vaccin, » disait-il, « ne pourrait communiquer la maladie désirée, si un virus d'une autre nature lui était uni ; ce mélange le dénaturerait, le neutraliserait, lui ôterait la faculté de produire la vaccine.—On peut en dire autant de tous les virus, le moindre mélange de nature différente altère leur essence et détruit leur première propriété. Je ne suis pas, comme on voit, » ajoutait-il, « de l'opinion des *Brousaitains*, qui ne veulent aucune espèce de virus. »

Mais nul n'a fait de plus nombreuses expériences sur ce sujet que le docteur Taupain, pendant les quatre années de son internat à l'hôpital des enfans malades. Sous les yeux des chefs de service, il a vacciné plus de 2 000 sujets placés dans des conditions différentes d'âge, de santé, etc.—Il a pu observer que le vaccin recueilli chez des enfans atteints de maladies aiguës ou chroniques, de fièvres essentielles, affection typhoïde, fièvres éruptives, de phlegmasies thoraciques, cérébrales, abdominales ; de névroses telles que chorée, hystérie ; de scarlatine, de rougeole, de tubercules, de rachitis, etc., a été actif, sûr, dans ses effets ; a donné lieu à une vaccine abondante, régulière, préservatrice, et surtout qu'il n'a transmis aucune maladie, soit aiguë,

soit chronique, contagieuse ou non contagieuse.—
Le vaccin n'a jamais communiqué que la vaccine
seule. Il n'est susceptible d'aucunes alliances mauvaises.

L'Académie de médecine a admis, en 1830, la spéci-
ficité des virus Elle croit à leur entité, à leur person-
nalité. Ils se transmettent tels qu'ils sont, avec leur
essence, rien de plus.—Le virus rabique ne peut produire que la rage, ainsi des autres.

Pourtant si je vous disais, mesdames les mères,
que le vaccin de l'enfant le plus malsain vaut celui
de l'enfant le plus sain, vous vous révolteriez contre
moi, contre Husson, contre l'Académie, contre la
science elle-même.

Quand il s'agit d'inoculer vos enfans, rien n'égale
votre appréhension. Vous nous demandez du bon,
du meilleur vaccin. Vous vous enquérez non-seulement de l'état de santé de l'enfant qui doit le fournir, mais vous voulez connaître encore celles de son
père, de sa mère, vous remonteriez, s'il était po-si-
ble, au bisaïeul. En ce cas, croyez-le bien, nous en-
trons dans votre sollicitude maternelle. Médecins,
nous savons que la médecine se fait autant avec le
cœur qu'avec la science ; nous laissons de côté les
questions théoriques, et dans la pratique nous choi-
sissons toujours de préférence le vaccin de l'enfant
le mieux portant et le plus vigoureux.

Et, d'ailleurs, je vous le dis tout bas, l'Académie
de 1865 ne penserait peut-être plus absolument sur
cette question comme l'Académie de 1830.

Le plus formidable cri d'alarme qui ait été jeté
contre la vaccine depuis sa naissance, vient de se
produire à l'Académie de médecine.

C'est un successeur de Husson, le directeur des
vaccinations publiques, le grand prêtre de la vaccine en France, M. de Paul enfin, qui s'en est fait le
dénonciateur dans son rapport annuel.

Il n'a pas *vu*, mais il a *lu*, il a recueilli dans les
publications périodiques, depuis 1840, une douzaine
de cas qui témoignent de la possibilité d'une transmission immonde, d'une contamination impure dont

je ne dois pas vous prononcer ici le nom. Qu'il me suffise de vous dire que M. Ricord est intervenu au débat.

Les plus graves de ces cas seraient étrangers. Il y a surtout, en Italie, ce qu'on a appelé la catastrophe de Rivalta, puis celle des environs de Crémone, citée par le docteur Gaspard Cerioli. Toutes deux se ressemblent. Des enfans inoculés avec un vaccin souillé et délétère auraient d'abord été atteints d'ulcères au bras, puis d'accidens secondaires multiples dont le poison se serait étendu par contagion aux nourrices qui les allaitaient, aux mères, aux maris, aux frères, aux sœurs impubères qui les soignaient où les caressaient. Toute une population aurait été ainsi infectée d'accidens graves, ulcères indurés, éruptions croûteuses, taches cuivrées, ophtalmies.

Notez d'abord que ces récits sont italiens, c'est-à-dire colorés peut-être avec l'imagination vive, enthousiaste, poétique, particulière à ce peuple.

Un seul fait aurait été observé en France, dans la clinique de M. Trousseau, à laquelle je vous renvoie par respect, pour que vous puissiez vous assurer par vous-même s'il a bien, dans ces circonstances, tous les caractères d'une authenticité incontestable.

M. Trousseau croit à son fait, et il en a le droit.— M. Bousquet lui a opposé à l'Académie le mot du vieil et malin Fontenelle à un conteur de merveilles: « Je le crois parce que vous me le dites ; si je l'avais vu, j'en douterais. »

En revanche, M. Trousseau croit peu, ne croit qu'à demi aux faits étrangers. Il déclare les faits de ce genre rares, très rares, prodigieusement rares.

M. Briquet a voulu traduire cette rareté en statistique. Il croit à la possibilité d'un cas sur trois millions.

M. Bouvier s'est insurgé à la fois contre les adverbes de M. Trousseau, et contre la statistique de M. Briquet, qu'il a qualifiée de fantaisiste. Puis, par une exagération contraire, il est tombé lui-même dans une statistique non moins fantaisiste, mais en sens inverse. Il a publié une longue liste de faits nouveaux et inédits.

Les douze cas officiels de M. de Paul sont devenus dans la bouche de M. Bouvier, ce que devint, dans celle des commères de la fable, l'œuf prétendu pondu le matin par le mari :

> *Avant la fin de la journée,*
> *Ils se montaient à plus d'un cent.*

Seulement, la multiplication de M. Bouvier a produit, avec la primitive douzaine, non pas simplement un cent, mais bien plus de trois cents œufs syphilitiques.

Ainsi, tout est obscur encore ; rien d'avéré, rien de prouvé. Une crainte seulement, une possibilité, un avertissement sérieux.

Le ministère du vaccinateur doit devenir plus que jamais un sacerdoce. Il doit s'entourer des précautions les plus minutieuses dans le choix du vaccinifère, examiner attentivement dans toutes ses parties le corps de l'enfant qui donne comme de celui qui reçoit le vaccin, connaître exactement la santé de ses parens.

Quant aux autres précautions pratiques de l'opération, le choix de l'aiguille recommandé par M. de Paul, l'âge de l'enfant pourvoyeur de vaccin, qui ne doit pas avoir moins de trois mois, puisque ce n'est guère avant cette époque que se révèlent les effets infectieux du virus syphilitique ; le soin de ne pas mêler de sang avec la lymphe vaccinale ; ce sont tous détails de famille et qui ne peuvent se traiter qu'entre nous.

Mais croyez le bien, la vaccine ne sombrera pas plus en 1865 qu'elle ne l'a fait en 1801 devant la contagion. C'est à une vaine attaque de ce genre que Jenner faisait alors allusion dans le passage suivant d'une lettre écrite à de Carro, de Vienne : « Le vaisseau de la vaccine était déjà sur les écueils ; mais, le ciel en soit loué, il s'est dégagé sans faire naufrage, quoiqu'un de ses capitaines (Woodville) l'eut presque coulé à fond en le surchargeant de pustules et en apportant la contagion sur son bord. »

Et cependant, s'il y avait quelque chose de vrai au fond de ces terribles accusations; si ce que M. Husson, le glorieux prédécesseur ; si ce que MM. Bousquet et de Paul, ses successeurs dans la vaccination officielle et publique, n'ont jamais rencontré une seule fois pour leur part dans les milliers d'enfans qui leur ont passé chaque semaine ou chaque année sous les yeux ; si la contagion vaccino-syphilitique venait à se confirmer, serions-nous pour cela désarmés ?

Non. La science trouverait à l'instant mille ressources, et dès aujourd'hui, sans qu'il y ait nécessité démontrée, on propose en France une invention nouvelle, que je ne vous citerai que comme curiosité, quoiqu'elle ait déjà, et depuis plus de 50 ans, une application sérieuse à Naples, c'est la *vaccination animale*. Il s'agirait de ne plus transmettre le vaccin de bras à bras, mais de le conserver et de le perpétuer exclusivement sur des animaux qui ne partagent point nos misères.

Dans ce système, c'est encore la vache, *aux mœurs honnêtes*, qui serait chargée de recevoir et de conserser le dépôt perpétuel d'un vaccin toujours salubre.

On sait aujourd'hui qu'il est facile d'entretenir, pendant toute l'année, le vaccin par l'intermédiaire d'un troupeau de vaches qui se le transmettent successivement.

Cette méthode a été imaginée en France vers 1840. — Comme toujours, elle s'y est perdue, et comme toujours encore elle nous est revenue dernièrement de l'étranger sous un habit quelque peu différent.

Le docteur James, correspondant de l'Académie de médecine, éleva en 1840, à Montmartre, un établissement de génisses destinées à retirer de la circulation le vaccin humain qui serait fatigué par un certain nombre de transports de bras à bras, et à le remettre de nouveau en circulation dans une seconde série d'inoculations, après l'avoir rétabli, réparé et rafraî·hi au corps de la vache. Ce vaccin fut pompeusement annoncé et j'en ai reçu et employé pour ma part.

Mais une certaine intempérance d'affiches, et de publicité, et plus encore une intempérance de langage dans sa polémique à l'Académie de médecine, mal disposée, on le sait, en faveur de la régénération vaccinale, et qui affecta de ne voir dans cette entreprise que du mercantilisme, le firent rayer du nombre des correspondans de ce corps savant. — Quelques années après, James, fidèle à ses convictions, mourut dans un état voisin du dénuement, isolé, martyr de son idée et aussi d'un affreux cancer à la langue.

Son idée a repris aujourd'hui faveur.

L'an dernier, au congrès scientifique de Lyon, le docteur italien Palasciano informa cette réunion que, depuis l'introduction du vaccin à Naples, il ne s'était jamais transmis de bras à bras, mais par l'intermédiaire des vaches, au moyen d'un établissement fondé par le docteur Ga'biaii et continué heureusement par son successeur Negri.

Leur méthode est celle-ci, ou plutôt il y a deux méthodes. Dans la première, des veaux et des vêles sont inoculés sur les trayons, sur la vulve, ou sur les flancs, préalablement rasés.—On recouvre d'une peau de baudruche les piqûres au nombre de cent environ et qui produisent un nombre égal de pustules.

Dans l'autre méthode, on lève en dedolant un lambeau de chair, et on y introduit du virus vaccin.

Lorsque les pustules sont à leur maturité, on conduit l'animal lui-même au domicile de l'enfant qu'on veut vacciner, comme on fait ici, dans un autre but, de nos chèvres ou de nos ânesses laitières. Chaque piqûre se paie 5 francs. Une bête peut donc rapporter 500 francs.—La spéculation est heureuse et paraît avoir enrichi ses inventeurs.

La vaccination de bras à bras est abandonnée aux pauvres.

Le jeune docteur Lanoix, de Lyon, à la suite de cette communication, a voulu se rendre lui-même à Naples, et y a vérifié les faits.

A son retour, il a présenté à l'Académie un mémoire qui n'est point arrivé encore à son tour de discussion ; puis il a installé un premier noyau de génisses vaccinifères à Lyon. Une génisse de ce genre, à ce que m'apprend M. Bouillaud, serait aussi arrivée à Saint-Mandé près Paris.

Sans rien préjuger du futur succès, observons par avance que ce mode conviendra toujours mieux aux villes qu'aux campagnes.

Un autre avantage, plus curieux encore, c'est qu'on aurait trouvé, toujours par l'entremise de la vache vaccinifère, un moyen de vaccination ou de revaccination plus commode, plus simplifié que celui des piqûres.

Toute insignifiante que soit la piqûre, il est certaines sensibilités qui reculent encore et fuient devant elle.

Il suffirait désormais de boire un verre de lait d'une vache vaccinée, pour éprouver, avec ou sans une légère fièvre vaccinale, la vaccine *sans boutons, vaccina sinè vaccinis*, vaccine inoffensive, mais d'une préservation sûre.

Le docteur Soubié, de Libourne, a fait boire de ce lait à deux enfants. L'un âgé de six mois, nourri au biberon, en but 600 grammes environ ; l'autre, âgé de quatorze mois, sevré, n'en but même que la moitié environ de cette quantité.—Un mois après, ayant tenté de les vacciner de bras à bras, il les trouva réfractaires à l'inoculation, qui lui réussit au contraire parfaitement chez un troisième enfant placé dans les circonstances ordinaires.

Si j'excitais quelque incrédulité, je rappellerais, en principe, n'ayant point ici à me prononcer sur les faits, que la méthode d'inoculation de la variole par croûtes, ingérées dans l'*estomac*, a été tentée avec succès à Londres sur un criminel, en 1721, et qu'on dut y renoncer, à cause de son action trop vive.

5

Ne sait-on pas que les Chinois prenaient, ou prennent encore, l'inoculation variolique, en enveloppant une croûte de variole dans une boulette de coton, avec un grain de musc, et se la logeant ensuite dans le nez. Le succès, au prix de quelques maux de tête, est certain.

Puisque le Chinois prise sa variole, pourquoi l'Européen ne boirait-il pas sa vaccine ?

Désormais donc, si l'expérience se confirme, combien de nos jeunes filles s'empresseront, dans une promenade matinale et champêtre, de prendre tous les trois ou quatre ans, avec un verre de lait, la préservation de la variole !

De l'influence de la vaccine sur la population.

La vaccine a-t-elle tenu les promesses d'accroissement de population faites en son nom par la science et par l'autorité ? Le dixième du genre humain, enlevé chaque année par la variole, sauvé par la vaccine, se retrouve-t-il aux dénombremens du cens officiel ? Les calculs inspirés à la Condamine, pour l'inoculation variolique, et appliqués par Husson à la vaccine, se sont-ils vérifiés, et devrons-nous à cette dernière, en un siècle, le salut et la préservation de trois millions d'hommes ?—Nous ne saurions assurer la vérité et l'exactitude proportionnelle de cette prévision.

D'une part, MM. Watt à Glascow, Eymard à Grenoble, Barrey à Besançon, après avoir compulsé les registres de l'état civil de ces villes, pendant deux périodes égales des années qui ont précédé ou qui ont suivi la vaccine, déclarent que rien n'y est changé, qu'un équilibre à peu près constant s'est maintenu entre les naissances et les décès, qu'il n'y a eu ni progression ni diminution bien notable dans leurs populations, en un mot, que l'heureux effet d'augmentation prédit à la vaccine n'y a point été sensible.

D'autre part, M. Landouzy, s'aidant d'un relevé statistique de son ami M. Dorchy, alors sous-préfet d'Epernay, sur la petite commune de Mareuil-le-Port (Marne), qui, depuis 1800, a vu se doubler sa petite population, dont le chiffre s'est porté de 500 à 1,000, sans qu'on puisse invoquer le progrès de l'industrie, le séjour de personnes étrangères, sansautre concours enfin que celui des familles restées à peu près les mêmes, demande, soit par complaisance, soit plutôt par une innocente plaisanterie, si l'on ne doit pas inscrire cette augmentation au bénéfice de la vaccine.

Ces statistiques individuelles et locales ne prouvaient ni pour ni contre. — Le malicieux Landouzy le savait bien : il s'amusait.

Les régles de l'accroissement de la population sont plus compliquées, elles sont soumises à une loi économique plus générale, et, sans parler de la théorie de Malthus et *de la contrainte morale*, cet accroissement se règle dans un pays sur le travail, la richesse, la subsistance. La vaccine n'y prend qu'une part générale et indirecte.

C'est encore en commun avec l'hygiène publique que la vaccine fait sentir son influence sur la prolongation de la vie moyenne, qui fixée à 28 ans en 1806 dans les tables de Duvillard, serait montée à 32 et plus en 1840.—Le chiffre officiel se serait même encore haussé à Paris dans la période de 1852 à 1865.—L'heureux Paris, je n'ose dire les Parisiens, puisqu'une voix pleine d'autorité a dit qu'il n'y avait pas de Parisiens, Paris le privilégié vit maintenant en moyenne 40 ans. — La vaccine ne peut encore prendre ici que le rôle d'une auxiliaire.

Mais un mérite lui est particulier, et il est un service qui lui appartient en propre et sans conteste. —Si les cicatrices de la variole, si les affreuses coutures du visage, les yeux larmoyans, les paupières éraillées sont aussi rares aujourd'hui qu'elles étaient communes autrefois, c'est à Jenner qu'on le doit.—Lui seul, par sa merveilleuse invention, il a sauvé, ce dont vous lui êtes sans doute reconnaissantes, mesdames, ce dont nous lui sommes encore plus reconnaissans que vous, lui seul, dis-je, il a sauvé votre beauté.

La renommée de Jenner peut donc s'endormir paisiblement et à toujours sur le chevet de l'immortalité.

Je lui voudrais une inscription, non sur le marbre ou sur l'airain, qui passent, mais dans les cœurs, où elle est plus durable.

Ce ne serait pas l'ambitieuse inscription proposée par l'Angleterre, lorsque l'orgueil de ses compatriotes eut l'idée de réunir dans les armes nationales, d'un côté saint Georges, foulant aux pieds le dragon, et de l'autre, Jenner, foulant aux pieds la variole :

A l'extermination de la petite vérole.

Rien ne s'extermine dans la nature ; tout s'use, témoin la lèpre, qui n'a disparu que peu à peu.

Ce ne serait pas même la douce inscription suspendue, en 1806, au-dessous du portrait de Jenner, dans un banquet à Paris, en l'honneur de la vaccine :

A JENNER

Les enfans, les mères, les peuples reconnaissans.

Ce ne serait pas non plus une inscription majestueuse comme celle de notre Buffon :

Majestati naturæ par ingenium.

Ce serait une inscription sans faste, simple comme l'homme :

JENNERI

Genio salutifero.

A Jenner, génie salutaire.

Et maintenant, en terminant cette longue conférence, je me demande si j'aurai bien rempli l'intention qui me l'a fait entreprendre.

J'avais deux buts :

Le premier, d'affermir votre foi en la vaccine, en vous disant la vérité.

Je n'ai point adoré le dieu-vaccin ; je n'en ai point
fait un palladium, un roc inébranlable au pied du-
quel devaient se briser toutes les attaques ; je n'ai
déclaré la vaccine ni inviolable, ni infaillible, ce
n'est le lot d'aucune chose terrestre. Je vous ai dé-
voilé, au contraire, ses faiblesses, ses imperfec-
tions.

Mais à côté, je vous ai montré les ressources iné-
puisables de la science. Chaque fois qu'une brèche
s'est ouverte dans la vaccine, chaque fois la science
a eu une invention pour la rétablir et la refermer, et
il en sera toujours ainsi.

Rassurez vous donc, mères de famille, sur vous et
sur vos chers enfans. Une épidémie de variole nous
entoure, nous avoisine, nous approche. Elle entrera
peut-être dans cette ville, peut-être même s'y est-
elle déjà glissée, par des avant-coureurs.

Ayez, en vous appuyant sur la médecine, la confiance qui préserve, au lieu de la crainte qui attire
parfois le mal. Rappelez-vous que la vaccine a partout et toujours fait reculer le fléau, et s'il venait, ce
que rien ne fait prévoir, à se multiplier, parmi nous,
et surtout parmi le pauvre peuple, sa pature ordinaire, notre municipalité si zélée a, devers elle,
l'exemple de celle du Havre, qui menacée par l'épidémie de Rouen, envahie elle-même depuis quelques mois, fait pratiquer dans son hôtel de ville des
revaccinations publiques et gratuites, auxquelles le
corps médical prête son assistance et son dévouement
ordinaires, mesure qui ôte de nombreux alimens à
l'épidémie et la forcera bientôt à s'éteindre.

Notre souhait, dans ce cas, c'est que la population
ouvrière oublie son imprévoyance habituelle et re-
connaisse l'importance du secours qui lui sera offert.

Mon second but était, je l'avoue, plus personnel.
J'ai voulu honorer à vos yeux le corps médical de
Reims. J'ai voulu vous montrer qu'à toute époque,
au XVIIIe comme au XIXe siècle, dans l'ancienne et
dans la nouvelle Ecole, et qu'en dehors même de
cette Ecole, il y avait toujours eu à Reims un corps

médical qui, sentinelle vigilante, l'œil sans cesse
tendu sur les travaux et les acquisitions de la science,
habile à discerner le vrai du faux progrès, s'était
constamment appliqué à en faire jouir, sans délai,
cette ville, à lui en importer le bienfait, soit que ces
médecins aient appartenu à Reims par l'heureux privilége de la naissance, qu'ils aient été ses enfans ; soit
qu'ils s'y rattachent par une autre filiation non
moins précieuse et non moins sympathique, par
celle d'une longue et vieille adoption.

www.ingramcontent.com/pod-product-compliance
Ingram Content Group UK Ltd.
Pitfield, Milton Keynes, MK11 3LW, UK
UKHW031834170726
13836UKWH00004B/1670